医疗器械与设备管理及其实操

马颖颖 主编

中国商业出版社

图书在版编目(CIP)数据

医疗器械与设备管理及其实操 / 马颖颖主编.
北京 : 中国商业出版社, 2025. 4. -- ISBN 978-7-5208-3433-9

Ⅰ. R197.39

中国国家版本馆CIP数据核字第2025B1S125号

责任编辑：管明林

中国商业出版社出版发行

（www.zgsycb.com 100053 北京广安门内报国寺1号）

总编室：010-63180647 编辑室：010-83114579

发行部：010-83120835/8286

新华书店经销

山东道克图文快印有限公司印刷

*

787毫米×1092毫米 16开 11.25印张 264千字

2025年4月第1版 2025年4月第1次印刷

定价：79.00元

* * * *

（如有印装质量问题可更换）

前言

FOREWORD

在当今医疗领域蓬勃发展的背景下，医疗器械与设备作为医疗实践中不可或缺的诊断、治疗及护理手段，其地位日益重要。科技进步推动了医疗器械种类的多样化与功能的日益强大，显著提高了医疗服务的效率与质量，同时也对医疗从业人员的专业管理和操作能力提出了新的期待。鉴于此，加强对医疗器械与设备的管理，并提升相关实操技能，对于进一步提升医疗服务质量、确保患者安全，具有不可小觑的重要性。

本书是一部探讨医疗器械与设备管理及其实际操作的专业著作。书中内容经过精心设计，巧妙融合了理论知识与实践应用，旨在为医疗工作者提供一个全面而系统的参考框架，帮助医疗工作者深入掌握医疗器械知识，提高医疗服务效率与质量，确保患者安全。全书结构条理分明，逻辑严密，内容循序渐进，适合医疗设备管理、使用、维修人员，以及相关领域学者阅读参考。

由于时间仓促，加之编写人员能力有限，书中难免存在不妥之处，欢迎广大读者提出宝贵的意见和建议。

CONTENTS

目录

第一章 医疗设备的基础知识

医疗设备是指直接或间接用于人体的仪器、设备、器具、体外诊断试剂及校准物、材料，以及其他类似或相关的物品，包括所需要的计算机软件。其效用主要通过物理等方式获得，而不是通过药理学、免疫学或代谢的方式获得。医疗设备运用的目的：①疾病的诊断、预防、监护、治疗或缓解；②损伤的诊断、监护、治疗、缓解或功能补偿；③生理结构或生理过程的检验、替代、调节或支持；④生命的支持或维持；⑤妊娠控制；⑥通过对来自人体的样本进行检查，为医疗和诊断提供信息。

目前，医疗设备已广泛应用于临床基础研究、诊断治疗、医学教学和康复保健等众多领域。医疗设备作为医师准确诊断疾病和救治患者的重要工具，在医院占有重要地位。相关调查显示，医院临床疾病的诊断与治疗中，50%以上需要依靠医疗设备的辅助。这些先进的诊断仪器能更准确、直接地反映患者信息，使临床诊断更加精准快速。另外，医疗设备在帮助患者恢复健康方面扮演着重要角色，成为疾病治疗过程中不可或缺的一部分，甚至在某些疾病治疗领域，医疗设备发挥着药物等其他手段不可替代的作用，成为衡量医院医疗水平的重要参考指标。例如，移动计算机断层扫描（Computed Tomography，CT）的引进使一些重症患者在病房就能及时进行计算机断层扫描检查确诊；加速器等设备的应用使鼻咽癌、食管癌等空腔肿瘤的放射治疗实现了突破，并成为首选诊疗方法；螺旋计算机断层扫描可对患者冠状动脉进行无创检查，避免了进行有创造影检查给患者带来的痛苦。另外，随着科技的不断进步，医学事业在飞速向前发展的同时，医疗设备也因为其性能、运行维护中的缺陷性，给患者和临床医疗工作带来了许多不良影响。大量调查显示，目前医疗设备临床使用中的风险是普遍存在且不可避免的，其危害具有不确定性。由此可见，医疗设备是否具备最根本的应用安全性直接关乎患者的切身安全。医院健全医疗设备的质量控制系统在客观上有助于减少纠纷并且能提升整体医疗质量水准。

第一节 医疗设备的分类和特点

一、医疗设备的分类

医疗设备的分类方法有很多，按设备的结构特征，可分为以光学结构为主的设备和以机械结构为主的设备；按功能特征，可分为治疗设备、诊断设备、治疗和诊断兼顾的设备及辅助设备等。下面就以此进行展开分析。

（一）治疗设备

治疗设备是在医疗活动中利用物理方法进行治病的仪器，即利用热、光（辐射）、电、磁、机械能物理量作用于人体，达到治疗疾病和缓解病痛目的的仪器。例如，婴儿培养箱、婴儿辐射培养台、除颤器、高频电刀、呼吸机、血液透析机（以下简称血透机）、麻醉机、直线加速器及理疗科的中低频治疗仪，以及高频电疗、光疗、磁疗、运动治疗设备等仪器设备。

（二）诊断设备

1. 生理仪器

医院中诊断仪器占大部分，其形式多种多样，依其功能特征可分为心电图机、脑电图机、肌电图机、血压计、肺功能仪，以及由此派生的仪器设备，如心电监护仪、多道生理记录仪、24 小时动态心电图等。这一类仪器的特点是人体中这些信号不需外来干扰，只要对这些信号用相应的仪器设备进行检测和处理即可。

2. 临床检验仪器

临床医学检验是采用各种实验室检查方法和技术，对来自人体的血液、尿液、粪便及分泌物和排泄物等标本进行一般性状观察，以及理学、化学、免疫学、病原学和显微镜等检查，为疾病筛查和诊断提供准确的检测结果。

根据临床用途，临床检验仪器可分为 8 类：分离分析仪器，如离心机、色谱仪、电泳仪等；临床形态学检测仪器，如显微镜、流式细胞仪等；临床化学分析仪器，如分光光度计、生化分析仪、尿液分析仪等；临床免疫分析仪器，如酶标仪、化学发光免疫分析仪等；临床血液分析仪器，如血细胞分析仪、血液凝固分析仪等；临床微生物检测仪器，如血培养检测系统、微生物检测和药敏分析系统等；临床基因分析仪器，如聚合酶链反应核酸扩增仪、脱氧核糖核酸测序仪等；其他临床试验仪器。

3. 影像设备

影像设备包括磁共振成像、计算机断层扫描、超声诊断仪、数字 X 射线摄影、单光子发射型计算机断层成像、正电子发射型计算机断层成像等。这类设备的特点是在人体器官几乎没有损伤或损伤很少的情况下，对人体内部组织器官的解剖结构或功能代谢作出有无疾病的判断。另外，这类仪器设备在检查前先要对人体施加一个能量，可以是超声波，也可以是 X 射线或强磁场等，在外加能量或物质的干预下，人体内一些潜在的参数被激发出来，然后对这些参数进行收集或检测，从而判断人体组织器官有无形态或功能的变化。

（三）治疗和诊断兼顾的设备

有一类设备既可以用来诊断疾病，又可以用来治疗疾病，如数字减影血管造影系统等。

（四）辅助设备

辅助设备包括消毒供应中心的清洗消毒器、蒸汽灭菌器、低温等离子灭菌器，以及病理科的组织脱水机、石蜡包埋机、切片机等。

二、医疗设备的特点

由于医疗设备作用于人体，在许多方面有特殊要求，其相对于民用电器在价格上也要高很多，主要表现在以下三个方面。

（一）安全性

1. 患者的安全

医疗设备与患者身体密切接触，而大部分医疗设备都是用220V电压，因此就必须对其做特殊的处理。对于电生理仪器（如心电图机），必须引入隔离电路；使仪器的漏电流小于10μA，对于插入人体内的电极，其要求更加苛刻。例如，超声发射功率对人体的安全阈值为100mW/cm^2，对于孕妇和儿童，应该尽可能把超声发射功率调小（胎儿的声强要小于20mW/cm^2）。计算机断层扫描、X射线机等产生电离辐射线的设备要经过现场测试，在保证图像质量的前提下，医护人员必须以尽可能少的剂量来照射患者。对一些治疗仪器的使用更要慎重，诊断床或治疗床的推进或拉出不能碰到患者；发射型计算机断层扫描检查时，患者因注射放射性核素，在一定时间内要与普通人分离。而心脏起搏等装置的使用更要慎重。

2. 医护人员的安全

患者只接触一次或一段时间后就脱离其可能有危害的环境，而医护人员和仪器设备是长期共处的，因此医护人员每次哪怕是接受平常患者的万分之一射线也不行。像钴-60治疗机、后装机因为卡源而伤及医护人员的例子时有发生。

（二）精确性

精确性是医疗仪器的生命。医师凭借临床检验数据来判断患者的病情，如果数据出错超过临界值，其结果可想而知。设备不精确主要有两个原因：一是仪器本身有缺陷，这就需要对仪器进行维修或校准；二是工作人员使用不当。

（三）方便和可操作性

一切仪器的使用都是为了使患者得到更好的治疗。因此，计算机断层扫描的诊断床就必须使患者舒服地躺着，而且可自由地伸缩。有些仪器设备（如B型超声检查、心电图机，甚至X射线机）都可以方便地携带，从而可以方便地获得危重患者的第一手资料。

第二节　医疗设备的质量管理

一、医疗设备质量管理流程

世界卫生组织将医疗器械的生命历程分解为概念与设计、生产、包装与标识、广告、销售、使用、报废七大过程。在医疗设备的生命历程中，很多的风险都发生在“使用”环节中。医学工程人员不但要掌控这一环节，还须对医疗设备的概念与设计、生产、包装与标识等各个环节有所了解。

医疗设备质量管理是指在医疗机构中，根据一定的原则、程序和方法，对医疗设备的整个生命周期加以计划、指导、维护、控制和监督，使之安全、可靠地运转。简单地讲，医疗设备质量管理是对设备选型、采购、使用、技术保障直至报废处理全过程管理工作的总称，主要由技术方面的管理和资产方面的管理两部分组成。医疗设备技术方面的管理主要包括医疗设备的选购、安装、调试、验收、使用、维修等的管理，医疗设备资产方面的管理主要包括资金来源、经费预算、投资决策、维修费用、财务管理、使用评价、经济效益分析等的管理。医疗设备质量管理流程如图 1-1 所示。

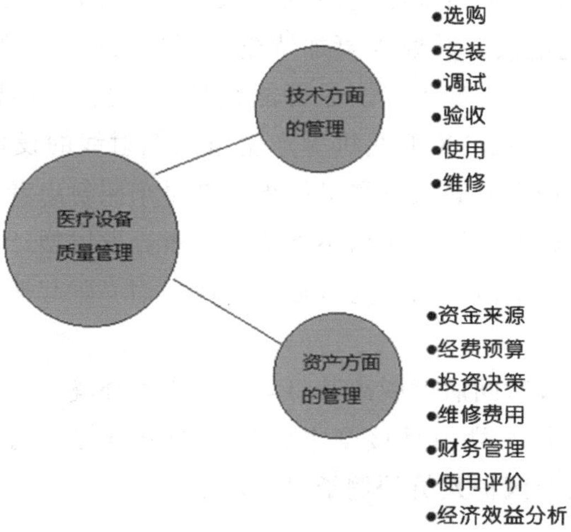

图 1-1　医疗设备质量管理流程

二、医疗设备管理的主要研究内容

（一）医疗设备管理的规范化

在医疗设备监督管理方面有很多法律法规和技术标准，随着时间的推移，这些法律法规和标准不断更新完善。在医疗设备管理实践中，必须做到依法行事、依法管理，从而保证医疗设备管理的良好运转。

（二）医疗设备管理的技术性

医疗设备全生命周期的管理内容包括技术论证、购置、安装调试、验收、使用、技术保障（包含维修、巡查、质量控制、预防性维护）、报废等。这都是基于临床医学工程知识的技术管理，因此在进行医疗设备的管理过程中，需要管理者具备相关的专业知识，掌握医疗设备的基本原理、功能特点等知识。

（三）医疗设备管理的安全性

医疗设备通过直接或间接的方式作用于人体，从而起到检测患者生命体征的作用，其效果直接关系到人的健康和生命安全。因此，通过管理的手段保证医疗设备运行的可靠性、安全性、有效性是医疗设备管理的重中之重。

（四）医疗设备管理的经济性

与医疗设备全生命周期的技术管理并行的是设备的经济管理，包括资金来源、经费预算、投资决策、出入库管理、维修支出管理、固定资产折旧、使用评价、经济效益分析等。医疗设备产生的经济收入在医疗机构的总收入中占有重要地位，所以应重视其经济效益。应运用经济学理论和方法，使医疗设备合理有效地发挥作用。

第三节 医疗设备质量管理参照的法规和标准

医疗设备法律法规是政府和行业主管部门监管医疗器械、设备的依据，也是医疗设备管理、生产、使用等部门必须遵循的标准。

我国医疗设备监督管理法规体系类似于金字塔结构，如图 1-2 所示。该体系共分五层，分别为宪法、法律、行政法规、部门规章，以及标准和规范性文件。2000 年实行的《医疗器械监督管理条例》对医疗器械使用环节的监管，主要涉及医疗器械的采购和一次性使用医疗器械的处置，内容较为单薄。实践中，医院采购医疗器械的渠道不规范，索证索票工作不严谨的问题仍然存在；不少医院忽视对医疗器械的维护维修，导致损害患者的事例时有发生。2020 年 12 月 21 日国务院修订通过的《医疗器械监督管理条例》（国务院令第 739 号），较大幅度地增加了医疗器械使用环节监管的条款，如细化进货查验记录制度、增设使用单位的医疗器械安全管理义务、充实监管手段等，丰富了医疗器械上市后采取质量管理的措施。《医疗器械使用质量监督管理办法》经 2015 年 9 月 29 日国家食品药品监督管理总局局务会议审议通过，2015 年 10 月 21 日国家食品药品监督管理总局令第 18 号公布。它分为总则，采购、验收与贮存，使用、维护与转让，监督管理，法律责任，附则，共 6 章 35 条，自 2016 年 2 月 1 日起施行。

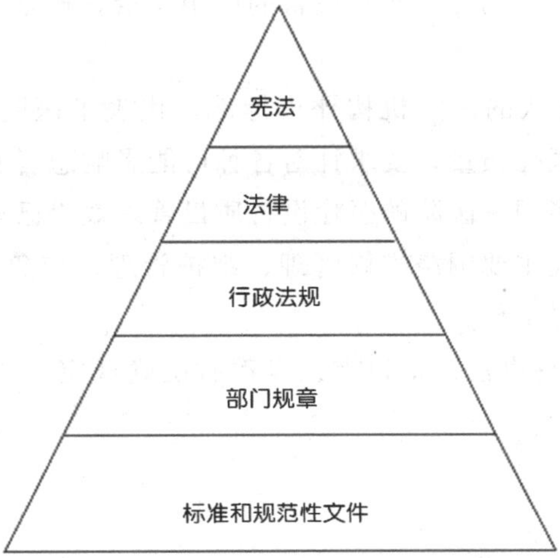

图 1-2 我国医疗设备监督管理法规体系

近年来，医学装备管理领域迎来了一大波密集出台的法规文件。归口管理的部门也涉及卫生管理部门、食品药品监督管理部门、质量技术监督部门、环保部门、工商部门等。深入学习与正确理解、领会这些法规文件已经成为医疗设备管理从业人员的当务之急。法律法规中明确规定，成立国家、省医疗器械临床使用专家委员会，以专家委员会为抓手，督促《医疗器械临床使用管理办法落实》；明确卫生健康主管部门和医疗机构的职责，并要求二级以上医院设立由院领导负责的医疗器械管理委员会，负责指导医疗器械临床使用管理和监督工作；规定医疗设备技术评估与论证制度，以及医疗设备临床使用的原则、要求和评价；规定日常管理、应急预案制度、消毒感染管理、关键信息的记录等内容；明确使用安全事件的报告和处理等要求；临床使用植入和介入类医疗器械的相关必要信息记到病历等相关记录中；医疗器械临床使用管理的继续教育、培训与考核、能力和效果评价等。有了更清晰和明确的法律条文，对医疗设备的质量管理越加严格，很多不合格、以前未纳入法律管理的医疗器械将大面积暂停使用并封存；发生医疗设备相关的医疗事故后，追责将更加严厉，体现了法律法规的监管及时性与长期性相结合的效果，保障医疗设备的安全使用。

第四节　参照规范制定的质量管理方式

医疗设备质量安全是临床医学工程共同的主题，世界卫生组织、各个国家的食品药品监管部门、急救医学研究机构、医疗机构认证组织等都在为提升医疗设备的质量安全而努力。世界卫生组织执行委员会2003年第113届会议通过的113/37号文件中第十一条："敦促会员国在医疗器械和设备使用方面确保患者、卫生工作者和社区安全，应大力在政策和计划、质量与安全、规范与标准、技术管理以及能力建设领域开展活动。"该文件强调医疗设备应用管理属于医疗技术管理的概念，以及以医疗质量与风险为核心、患者安全为目的的医疗设备应用质量管理的核心理念。因此，医疗设备的应用质量管理是医学装备全生命周期管理的核心环节。

JCI认证体系是全球公认的医疗机构评审标准，代表了医院服务和医院管理的国际水平。它专注于患者安全和医疗质量，要求针对各种可能影响患者和员工的安全风险，建立一系列防范机制。目前有许多国家医院的医疗设备质量管理效果已通过JCI认证。这些医院成功的医疗设备质量管理方式主要围绕维修管理、维护管理、应急管理、不良事件监测管理、持续质量改进5个方面开展工作。

《医疗器械临床使用管理办法》对以上几点都有明确规定，质量管理的标准和要求也要与JCI认证体系一致。

一、维修管理

当发现医疗设备存在安全隐患时，医疗机构应当立即停止使用，并通知医疗设备上市许可持有人或其他负责产品质量的机构进行检修；经检修无法达到使用安全标准的医疗设备，不得继续使用。医疗机构监测医疗设备的实时运行状态，对维护与维修的全部过程进行记录，医学工程部门应当定期对医疗设备整体维护情况进行分析评价。医疗设备使用单位发现使用的医疗设备存在安全隐患的，应当立即停止使用，通知检修；经检修仍不能达到使用安全标准的，不得继续使用，并按照有关规定处置。

二、维护管理

医疗设备维护管理应当以设备检测和预防性维护为主。医疗机构应当会同生产企业制订预防性维护方案的内容与程序、技术与方法、时间间隔与频率。医疗机构应当真实记录医疗设备保障情况并存入医疗设备信息档案，档案保存期限不得少于医疗设备规定使用期限终止后 5 年。医疗设备使用单位应当建立医疗设备维护维修管理制度；应当按照产品说明书的要求进行检查、检验、校准、保养、维护并记录，及时进行分析、评估，确保医疗设备处于良好状态。

三、应急管理

医疗设备在使用中出现紧急故障又无法立即修复，或在使用中对患者或操作人员安全造成危害甚至威胁其生命等各种紧急情况发生时，必须制定应急预案；特别是一些急救设备或生命支持系统，如呼吸机、起搏器、人工心肺机、麻醉机、除颤器等。应急预案能有效预防、积极应对和及时控制医疗设备使用过程中的突发故障或意外事件，建立健全医疗设备故障和意外事件的应急反应机制，最大限度地减少医疗设备故障或意外事件对患者及使用者身体健康和生命安全造成的危害。

四、不良事件监测管理

已上市的医疗器械在正常使用情况下发生的导致人体伤害的有害事件称为医疗器械不良事件。对医疗器械不良事件的收集、报告、调查、分析、评价和控制的过程称为医疗器械不良事件监测。不良事件报告的基本原则是指造成患者、使用者或其他人员死亡、严重伤害，且可能与所使用的医疗器械有关，需要按可疑医疗器械不良事件报告；濒临事件原则是指当时并未造成人员伤害，但根据临床经验认为再次发生同类事件时会造成患者或医务人员死亡或严重伤害，则也需要报告；可疑即报原则是指在不清楚是否属于医疗器械不良事件时，按可疑医疗器械不良事件报告。

五、持续质量改进

持续质量改进是在全面质量管理基础上发展而来的，树立“只有起点、没有终点，只有更好、没有最好”的关于医疗设备的质量管理意识，是注重过程管理、环节控制的一种质量管理理论。持续质量改进是质量安全管理的核心。JCI 认证要求将持续质量改进融入日常工作的各个方面：把“要求和标准”细化成可执行的“制度和流程”，把“目标”转化为管理的“行动”和员工的“行为”。在实际管理活动中，将 PDCA 模式应用到质量过程中，PDCA 模式分为计划（plan）、实施（do）、检查（check）、处理（act）4 个阶段。4 个阶段对医疗设备管理措施进行循环评价，对不合规的设计进行持续的改进，在合格的质量基础上不断制定更高的标准和要求，通过坚持不懈和持之以恒的努力对医疗设备的质量管理实现良性循环。

医疗设备质量管理是医院管理的重要组成部分。保持医疗设备处于良好状态，提高完好率、减少故障率，保证医疗设备安全、可靠地运行，延长使用寿命，是医疗机构提高社会效益和经济效益的需要，也是医疗设备管理的目标。

第二章 医疗设备的购置

现代化医院离不开各种各样的医疗设备。利用有限的资源，有目的、有规划地购置符合医院经营、发展需要的医疗设备，对医院医疗、教学和科研工作健康发展起着决定性作用。在购置的整个周期流程中，需要明确涉及的人员及设备配置的依据，同时严格规范购置设备的流程。除此之外，在可行性论证、招标采购、购置合同及供应商管理等环节中，也都应具有详细的章程指导。

第一节 购置医疗设备的配置依据

一、医疗设备配置的分类

随着我国医疗卫生事业改革的不断深化，为了适应当今的医疗卫生体系，强化政府宏观管理职能，国家卫生健康委员会在2004年编制出台了《综合医院基本医疗装备标准》。编制《综合医院基本医疗装备标准》是加强卫生资源合理配置的一项重要措施，是对我国各级综合医院的基本装备要求，是医院实施目标管理、加强标准化建设的重要内容。它是各级医疗机构执业和服务的标准，也是卫生管理部门制定政策、监督检查时的依据。

因此，在医学装备的配置计划中，应坚持合理布局、方便群众、资源共享、高效利用的原则。针对医院分级中各级医院的综合能力、经济水平、发展状况，《综合医院基本医疗装备标准》对各级医院的医疗设备配置水平进行了分类，具体包括基本配置和扩展配置两类。此外，根据国家卫生健康委员会发布的“十四五”大型医用设备配置规划，全国规划配置大型医用设备3645台，其中甲类117台，乙类3528台，进一步明确了各级医院设备配置的品目和数量，以促进优质医疗资源扩容下沉和区域均衡布局，提升医疗服务水平和能力。

（一）基本配置

根据我国目前医疗卫生事业发展的状况与水平及参考《综合医院基本医疗装备标准》，特别是我国医院分级管理评定的要求，各级医院应基本配置的医疗设备分述如下。

1. 县（市）级医院

此类医院相当于综合医院分级管理的二级医院，这一级医院在我国承担着繁重的医疗任务，起着承上启下的作用，其配备的医疗设备除可开展放射影像、临床检验、生化检验的基本仪器外，还应配备普通胃肠X射线机、半自动生化分析仪、开展基本手术的麻醉手术室医疗设备等。

2. 地（市）级医院、大型厂矿医院及部队医院

此类医院相当于二级甲等或三级丙等、三级乙等医院，这一级医院除具备上述医院的仪器设备外，还需要配备永磁或超导低场医用磁共振成像设备、X射线电子计算机断层扫描装置、数字胃肠X射线机、中低档彩色多普勒超声诊断系统、自动血细胞分析仪、中型自动生化分析仪、普通电子腹腔镜手术设备及麻醉机等开展中型手术必备的麻醉手术室医疗设备。

3. 中型至大型医院（相当于地、市级中心医院或省、市级医院）

此类医院相当于医院分级管理三级乙等医院或三级甲等医院，这一级医院除具备上述医院的仪器外，还应具备1.5T超导磁共振、16层以上的螺旋CT、800mA以上的数字减影血管造影X射线机，以及数字平板X射线成像系统、高档数字化彩色多普勒超声诊断系统等医用影像诊断设备；眼科准分子激光治疗系统、血液透析机及医用高压氧舱等医院治疗设备；重症监护病房的各种中央监护系统及其他抢救设备；麻醉手术室开展大型手术必备的医疗设备；全自动血细胞分析仪、蛋白质电泳图像分析仪等检验仪器。

4. 省（市）级大医院、医学院校附属医院、部队总医院

此类医院相当于医院分级管理的三级甲等或特等医院，这一级医院是我国骨干医院，不仅医疗质量和医疗水平高，而且是培养医学人才、出科研成果较多的医院。因此医院配备的医疗设备应反映我们国家和各地区的先进水平。所以除具备上述医院的医疗设备外，还应增加3.0T超导磁共振、64层以上螺旋CT、开展大型复杂手术必备的麻醉手术室设备、先进的检验仪器等。

以上给出的是目前我国各级医院医疗设备基本配置。具体医疗设备配置可根据实际需要结合医院本身的经济实力、科室条件自行添置，并进行扩展配置。

（二）扩展配置

扩展配置是医院在基本配置的基础上再购置一些更为先进前沿的医疗设备。与基本配置一样，医院级别不同，相应的扩展配置也不同。每一级别的上一级医院的基本配置中除去本级别医院的基本配置即为扩展配置。

以中型至大型医院（三级甲等医院）为例，其扩展配置为64层以上螺旋CT、3.0T超导磁共振、单光子发射型电子计算机断层扫描仪、能同时检测15个以上参数的血细胞分析仪、高效液相色谱仪、原子吸收分光光度仪、自动免疫化学系统仪器、通用型流式细胞仪等。此外，省、市级大医院，医学院校附属医院，部队总医院等的扩展配置应当是当今世界发展最前沿的设备，包括3.0T以上的磁共振、128层或双源超高速CT、医用直线加速器、X射线-正电子发射型电子计算机断层扫描仪，包括正电子发射型断层仪、伽马射线立体定位治疗系统（γ刀）、医用电子回旋加速器治疗系统、质子治疗系统等甲乙类高端设备。

在先进的检验科实验室应能达到全实验室自动化，从样品接收、分离、自动发送到各自动分析仪分析，最后到存储区。开展分子生物学技术所需的仪器设备在这类医院中也应当配置。当然，扩展配置无一定的标准，可根据本院的资金及发展状况选择配置。随着医疗技术

的发展，医院在扩展配置时也应考虑如双能 3.0T 磁共振等新型设备，这类设备能够提供更高质量的成像服务，如东软医疗首款双能 3.0T 磁共振的发布，标志着医疗设备技术的进步。

二、编写医疗设备购置计划的依据和原则

（一）编写购置计划的依据

编写购置计划是一项非常复杂、细致的技术性工作，在计划中需要明确重点、兼顾全局、择优支持、合理配置，使计划与目标一致、科室需要与实际情况紧密结合。在这里提供以下几点可作为医院编写购置计划时依据的标准。

1. 依据区域卫生资源的配置规划

该规划是具有一定强制性和限定性的行政法规，由国家卫生健康委员会和各省、自治区、直辖市卫生行政部门制定。目前，我国大型医疗设备实行配置规划和配置许可制度。国家卫生健康委员会对大型医用设备实行分级分类配置规划和配置许可证管理，购置前须取得国家卫生健康委员会颁发的《大型医用设备配置许可证》。

2. 依据各级各类医院医疗设备的配置标准

现行配置标准是依据《县级综合医院设备配置标准》，该标准由中国医学装备协会、北京大学第一医院、北京大学人民医院、北京医院起草，国家卫生健康委员会于 2023 年发布，并自 2024 年1 月1 日起正式施行。它是带有指导和规范性质的行业标准，是为了科学、合理地配置医疗设备，提高医疗设备的社会效益和经济效益。其在具体实行过程中，每家医院可以根据自己的实际情况做适当缩减或扩展配置。

3. 依据医院发展规划

医院一般紧随国家发展制定五年或十年发展规划，它是根据医院自己的医疗特色、服务对象和服务范围等实际情况拟定的发展步骤和预期目标。纳入规划中的医疗设备应当按照计划购置，并与其他相配套的设施同步进行。

4. 重点专科需要保障的医疗设备

省、市级重点专科是当地医院的特色，在一定程度上代表了医院乃至本区域的医疗水平。其关键性的医疗设备是保证该科室处于领先地位和学术水平快速发展的重要物质基础，也是医院的临床医学专业重点发展对象。因此编写购置计划时必须明确体现，认真落实。

（二）编写购置计划的原则

1. 系统性

医院是一个完整的系统，其中各科室、病房都是其大系统下的子系统。同样地，医疗设备也属于其中。良好的系统能够给医院的发展带来良性循环。因此，在编写购置计划时，应将医院的医疗设备作为一个系统来研究，以减少不必要的重复购置，尤其是要控制大型医用设备的重复购置。在保证购置的治疗设备具有先进性的同时，还应保证具有相应配套的检验设备、检查设备和抢救设备。这样才能使有限的卫生资源得到合理利用，充分发挥卫生资源综合效益。

2. 资金额度

医院购置医疗设备的经费主要源于单位自筹和固定资产折旧，还有部分政府拨款。在编

制购置计划时，应根据经费多少作出计划。医院从业务收入中提取用于设备购置的经费视为医院自筹资金，医院在编制购置计划时应考虑该业务在不同时期的发展重点，从而对资金使用的方向进行调整。按照国有资产管理主管部门的规定，使用中的固定资产要提取折旧费，医院医疗设备的提取年限视不同类别分为5～10年。折旧提成是医疗设备维修、更新和购置的重要经费来源，要纳入规划，合理使用。其他可利用的经费有财政贴息贷款、医院发展专项资金等。

3. 结合单位的中长期发展规划

中长期发展规划是医院持续发展的目标和计划。购置计划一般是中长期发展规划的阶段性计划，是规划中进入实施阶段的一部分。

在编写购置计划时，要放眼未来，而不能只考虑眼前的需要。同时必须以规划为基础，随着医疗市场的需求变化，进行适当的调整和补充，以保证实施中的计划有前瞻性和可行性。

4. 突出重点专科的建设

只有重视重点科室的学科建设，才能凭借先进的医疗设备、优质的医疗服务和过硬的医学技术得到患者的信任。因此，在编写购置计划时，应根据重点专科建设的需要，优先保证这些科室的医疗设备更新和装备。

第二节　购置医疗设备的流程

医院制订医疗设备购置计划有非常详细的固定程序，一般常规如下。

一、使用科室提出申请

每年年底，各业务科室根据医院下一年度医疗业务发展规划和科室计划，向医院临床工程部门提出购买医疗设备的申请，并认真填写医疗设备购置论证表。此表内容包含设备名称、资金预算、临床使用范围、使用设备人员状况、安装条件及经济效益和社会效益等。

二、收集信息，初步汇总

临床工程部门依据上年度设备购置计划执行的情况，结合本年度各业务科室医疗设备购置申请表作出初步汇总。

三、分析研究，确定初步方案

临床工程部门根据初步汇总的项目内容进行分析和研究。分析和研究的内容主要包括：科室购置要求是否具备使用条件、技术力量，配套条件是否齐全，经济和社会效益如何等。同时，对于提出设备更新的项目，要组织医院设备技术鉴定委员会进行技术鉴定。只有该委员会同意后方可纳入年度医疗设备购置计划。最终，将调查和预测的有关数据、资料汇总，提出初步方案。

四、医院医疗设备装备委员会论证

设备购置计划确定初步方案后，临床工程部门应组织医院医疗设备装备委员会对初步方案进行论证。论证时，首先要确定本年度医院用于购置医疗设备的资金预算；其次，确定本年度医疗设备购置计划的总体目标、重点发展业务、重点科室；再次，开展各申购科室负责人现场论述；最后，由医疗设备装备委员会的委员投票表决。临床工程部门根据投票情况汇总编制出医疗设备购置计划。

五、医院院长办公会讨论决定

编制出的医疗设备购置计划必须经过医院院长办公会讨论通过，并形成医院文件下发，医院院长办公会讨论时，应针对计划进行适宜性、先进性和可行性的评估论证，再针对论证结果进行综合平衡、确定方案。

第三节　购置医疗设备的论证

为了确保购置的医疗设备经济、安全、可靠，应对购置计划进行适宜性、先进性和可行性的评估论证，为医院最终的决策提供科学依据。

一、常规医疗设备的可行性论证

可行性论证包括两个方面的内容，即项目论证和技术评价。

(一) 项目论证

项目论证是编制购置计划过程中的主要环节，是对设备购置的必要性和合理性等问题进行讨论，这时一般不涉及具体公司、型号、技术指标等外部条件的讨论。

1. 必要性

主要指需要购置的医疗设备在本单位的临床医疗、科研、教学工作中的必要性。一般从以下四个方面进行评估。

(1) 从临床医疗水平的技术角度评价：主要看能否提高临床医疗诊断、治疗的技术水平，对挽救患者生命起到何种作用。

(2) 从医疗工作需要的角度评价：是否为临床急需、特需的设备。

(3) 从教学角度评价：是否为教学工作必备的设备，是否对后备人才培养有利。

(4) 从科研角度评价：是否为某一项科研所需的基本和关键设备。

2. 合理性

这里主要是指布局的合理性。医院临床工程部门在讨论时，一定要弄清本单位内现有同类设备的台数，每台设备的功能利用情况、使用率、完好率；本区域内其他医院同类设备情况如何。要防止重复购置，以免造成购置以后使用率低，经济效益和社会效益达不到预期的要求。为了充分发挥大型医疗设备的效能，新购进的设备一定要注意布局的合理性。

3. 资金来源

在申请购置设备时，首先应评估对于购置该设备所需要的资金能否得到保证；其次需要评估医院用于购置医疗设备的资金预算是多少。例如，采用贷款方式，应关注贷款是否能在规定时间内偿还。

4. 使用率

通过计划所要购置的医疗设备中的各项功能要求，预测检查或治疗的患者数量或人次，也就是在单位时间内一台设备能够完成的工作量，评估设备在购置后能否充分使用，发挥其应有作用。

5. 技术水平

主要论证提出设备购置申请科室的医技人员配备和培训情况。通过评估这些人员现有的技术水平，判断在购置后能否保证该设备的正确使用、正常运行及相应功能开发。还有医院临床工程技术人员是否具有对该设备进行维修的技术水平，除生产厂家以外是否还有第三方维修途径等。

6. 安装条件

对计划购置的医疗设备论证是否具备安装条件、使用环境能否达到设备的技术要求进行论证，如电供应、屏蔽、防尘、防潮等条件是否符合要求。

7. 经济效益

对申请购置的医疗设备的经济效益进行预测，包括使用年限、每周使用的人数、收费标准、年经济收入、年运营成本，并要写出成本效益分析报告。在进行经济效益评价时，除计算一次性投入购买主机及配件购置费以外，还要考虑后期的投入，比如一次性耗材费、配件费、维修费等。

（二）技术评价

技术评价是指在购置计划批准后的购买过程中，对医疗设备的生产厂家、型号、性能和价格等内容进行选择比较和分析，然后做出决策的技术工作。

1. 技术先进性

评估计划购置设备的基本原理设计、各项功能指标、技术参数达到的先进程度，在国际、国内处于什么水平等。

2. 设备可靠性

除了设备的使用寿命以外，还需要通过如下几个方面进行评价：在设备的规定使用时间内能否保证正常使用；能否确保其各项功能、技术指标和安全指标都符合标准要求；是否通过了国际、国内的质量认证和许可等。

3. 安全性

对设备的扩散射线、电磁波、电子仪器的绝缘性、漏电等给环境、操作人员和患者带来不安全的因素进行评价。

4. 完整性

完整性即设备的配套问题，如与功能相配套的硬件模块、连接线、配套试剂等，在进行评价时要重点讨论。如果只注意了主机的评价，而忽视了配套设备及配件的评价，就会直接影响主机的使用和功能开发。

5. 可维修性

可维修性主要是指厂方能否长期提供维修资料、维修密码、技术服务、零配件及消耗品。

二、甲类、乙类大型医疗设备配置审批程序

国家对大型医用设备按品目实行规划管理。其规划管理类型如下。

(一) 甲类、乙类大型医疗设备的品目

1. 甲类（国家卫生健康委员会管理）

(1) X 射线－正电子发射型电子计算机断层扫描仪。

(2) 伽马射线立体定位治疗系统。

(3) 医用电子回旋加速器治疗系统。

(4) 质子治疗系统。

(5) 其他未列入管理品目、区域内首次配置的单价在 500 万元以上的医用设备。

2. 乙类（省级卫生健康行政部门管理）

(1) X 射线电子计算机断层扫描装置。

(2) 医用磁共振成像设备。

(3) 800mA 以上数字减影血管造影 X 射线机。

(4) 单光子发射型电子计算机断层扫描仪。

(5) 医用电子直线加速器。

(二) 甲类大型医疗设备的配置规划和审批程序

由于甲类大型医疗设备资金投入量大、运行成本高、使用技术复杂、对卫生费用增长影响大，因此由国家卫生健康委员会管理并颁发配置许可证。

1. 甲类大型医疗设备的规划配置

根据国家卫生健康委员会、国家发展和改革委员会及财政部《大型医用设备配置与使用管理办法（试行）》规定，为进一步规范甲类大型医疗设备配置审批工作，国家卫生健康委员会再次明确了审批程序和要求。

(1) 规划配置。国家卫生健康委员会负责制定大型医用设备配置规划，并向社会公开。国家卫生健康委员会依据甲类大型医用设备配置规划和相应配置标准，组织全国甲类大型医用设备配置及更新审批工作。

(2) 实行大型医疗设备配置专家评审制度。国家卫生健康委员会组织专家开展大型医疗设备规划配置评审工作，提高大型医疗设备配置及更新工作决策水平。

2. 甲类大型医疗设备的审批程序

(1) 设备申报。按照归属地化管理原则，申请配置大型医疗设备的医疗机构应通过所在

卫生行政部门逐级申报至省级卫生行政部门。医疗机构申请配置甲类大型医疗设备，应对设备适用性、先进性和可行性进行论证，提交申请材料。

(2) 申报受理。省级卫生行政部门审核同意后统一上报国家卫生健康委员会。国家卫生健康委员会受理甲类大型医疗设备配置申请时间为每年的 4 月和 7 月，受理后下发《甲类大型医用设备配置申请受理通知书》。

(3) 论证审批。国家卫生健康委员会每年 5 月和 8 月组织专家评审。国家卫生健康委员会综合专家意见和省级卫生行政部门建议，依据配置规划，批复省级卫生行政部门。

(4) 公布结果。国家卫生健康委员会在批复省级卫生行政部门之后向社会公布甲类大型医用设备配置审批结果。

(5) 配置批复有效期。配置批复有效期为 2 年，逾期未装备的，批复自动失效。医疗机构仍计划配置该品目大型医疗设备的，须重新履行报批程序。对基础设施建设周期长、技术复杂的设备，经专家论证同意，可适当延长批复有效期。

(三) 乙类大型医疗设备的配置规划和审批程序

省、市卫生厅装备管理处负责编制本省市乙类大型医疗设备配置规划。根据本省市经济与社会发展状况制定乙类大型医疗设备配置标准，按周期确定全省控制数量和各市规划配置数量，讨论通过，并报国家卫生健康委员会批复后实施。配置规划应通过适当方式向社会公布。依据乙类大型医用设备配置规划和相应配置标准，组织全省乙类大型医疗设备配置及更新审批工作。具体审批程序由每个地方根据本省市实际情况制定，但均参照国家卫生健康委员会乙类大型医疗设备配置审批程序。

第四节　医疗设备的招标采购

获批的医疗设备购置计划经过医院院长办公会讨论通过并形成医院文件下发后，医院临床工程部门应根据本单位资金情况和业务发展的轻重缓急及设备效益的短、平、快原则，排出年度、季度、月采购计划，同时严格按照购置程序进行采购。

一、购置程序

由于现代化医疗设备都属于高精尖的精密仪器设备，尤其随着现代高科技水平不断发展、自动化程度不断提高，以及各项功能和检测目的不断增加，不同档次的设备价格差别也越来越大，因此购置设备要进行科学论证，合理选择，并形成一套完整的购置程序：专业调研→选择合理的购置方式→签订合同。

(一) 专业调研

目前市场上各类医疗设备的品种较多，同一类产品有自动、半自动、高中低档不等，价位差异也较大。医院投资购置医疗设备的目的是不断开展新技术、新业务，保持良好的发展势头和活力，更好地为患者服务，从而增强医院的综合实力。因此，购置的各类医疗设备必须是技术先进、各类性能符合科室需要的设备。鉴于此，在购置设备时，特别是大型医疗设备，除上面提到的技术评价外，还要进行实地专业调研。主管医院医疗设备的院长、使用科室负责人、相关使用人员及临床工程技术人员需要一起多次、反复地对准备购置的相关产品进行实地调研。主要从以下几个方面进行专业调研。

1. 科学性

准备购置某一类医疗设备时，应对该类设备在当今世界的发展状况及以后的发展趋势进行必要的调研。对使用该类设备的单位进行实地考察。了解该类设备的性能是否可靠，并从仪器的精确度、灵敏度、稳定性、耐用度等方面考虑。设备的配套一定要考察清楚，评估设备厂商所述的功能在标准配套中是否能达到，需要的附件及附带的各种工具是否齐全，设备是否有升级功能等。

2. 实用性

购置的设备一定是社会效益好、经济效益高、回收成本快、社会评价好、群众易于接受的设备。譬如，对于医学检验设备，实地考察使用单位时，要考虑拟购设备所用试剂、消耗是否适合本单位，所用试剂是否具有开放性。同时，对提供设备的各公司实力、商业信誉、售后服务也要进行调研；还有设备的可修性、易修性、影响维护和维修的工作量及费用，各种配件是否能及时供应，厂方维修是否及时等。售后服务质量是保证医疗设备能否正常运转的关键，在实地考察时一定要弄清楚。

（二）选择合理的购置方式

随着医药卫生体制改革的不断深化，医疗设备采购逐渐产生了很多采购模式。为了加强医院资产管理、节省资金、确保投资医疗设备的社会效益和经济效益，规范医疗设备的采购程序，常规情况下，医院购置 10 万元以上的设备，就要进行相应的招标形式采购。如有特殊情况，则采用其他相应购置方式。

1. 国际招标购置方式

根据我国的相关政策及法规，部分进口医疗设备必须采用国际招标采购。目前，必须进行国际招标的医疗设备包括磁共振成像装置、X 射线计算机体层扫描仪、800mA 以上数字减影血管造影 X 射线机、医用直线加速器、单光子发射计算机断层扫描装置等甲类、乙类医疗设备和其他进口设备。对依法必须进行国际招标的项目，应按照《机电产品国际招标投标实施办法》中的规定，委托具有国际招标资格的招标代理机构招标。

2. 公开招标购置方式

目前，对于单价 100 万元及以上（不同地域有不同要求）的医疗设备购置，医院多采用公开招标采购的方式。公开招标是医院委托具有公开招标资格的招标代理机构通过招标公告的方式邀请不特定的法人或其他组织投标。

3. 医院邀请招标购置方式

对于单价 10 万～100 万元的医疗设备购置，医院多采用招标采购的方式。医院邀请招标采购是指医院以投标邀请书的方式邀请三家及三家以上特定的供应商投标的购置方式。

4. 竞争性谈判购置方式

竞争性谈判购置是直接邀请两家以上的供应商进行谈判的购置方式。根据《中华人民共和国政府采购法》和《政府采购需求管理办法》，当有下列情况之一时，经医院相关部门批准，可采用竞争性谈判购置方式：①公开招标时，只有两家投标公司而没有达到招标公司规定的三家及以上投标公司；②出现了不可预见的急需购置，而无法按照招标方式购置的；③对高技术含量有特别要求，且只有几家公司产品符合要求的；④财政部门认定的其他情形。

在谈判中，谈判小组所有成员集中与单一供应商分别进行谈判，任何一方不得透露与谈判有关的其他供应商的技术资料、价格和其他信息。谈判文件有实质性变动的，谈判小组应当以书面形式通知所有参加谈判的供应商。谈判结束后，谈判小组应当要求所有参加谈判的供应商在规定时间内进行最后报价，采购人从谈判小组提出的成交候选人中根据符合采购需求、质量和服务且报价最低的原则确定成交供应商，并将结果通知所有参加谈判的未成交的供应商。

5. 单一来源购置方式

单一来源购置方式是指购置单位向供应商直接购买的方式。根据《中华人民共和国政府采购法》第三十一条的规定，以下情形可以使用单一来源采购方式：①只能从唯一供应商处采购的；②发生了不可预见的紧急情况，不能从其他供应商处采购的；③必须保证原有采购项目一致性或服务配套的要求，需要继续从原供应商处添购的，且添购资金总额不超过原合同采购金额10%的。

6. 询价购置方式

询价购置是指对三家以上的供应商提供的报价进行比较，以确保价格具有竞争性的购置方式。这种购置方式的优点是简便客观、机动性强，可广泛地应用于规格多、数量小、供货厂家多的医疗设备购置过程中，尤其适合于急诊抢救设备和单价10万元以下常规医疗设备的购置。经医院相关部门批准，达到限额以上的单项或批量购置的现货属于标准规格且价格弹性不大的，也可采用询价购置。这种形式同样适用于质量技术要求较高、市场资源相对偏紧的品种或属于卖方市场的商品。根据《政府采购非招标采购方式管理办法》（财政部令第74号），询价是指询价小组向符合资格条件的供应商发出采购货物询价通知书，要求供应商一次报出不得更改的价格，采购人从询价小组提出的成交候选人中确定成交供应商的采购方式。

7. 国家行政部门集中采购方式

该方式是政府采购的一种形式，是经省市级政府或部队采购监管部门批准，由卫生行政主管部门组织各医疗机构联合进行采购的一种方式，一般适合于政府统一拨款或专业性强的医疗设备。可在展览会或博览会上寻找到合适的产品与厂商进行购置谈判。根据《政府采购合作创新采购方式管理暂行办法》，集中采购可以通过协议供货、定点采购、批量集中采购等多种方式进行，以科学合理组织实施采购项目，切实提升集中采购工作水平。

（三）签订合同

选择合理的购置方式购置设备，其结果经有关部门审核、核准后，医院应在规定的时间内与供货方签订合同。根据《中华人民共和国政府采购法实施条例》第四十七条，国务院财政部门应当会同国务院有关部门制定政府采购合同标准文本。签订合同时，应由医院主管设备的院领导、临床工程部门负责人、财务科科长、临床使用科室主任、审计部门人员、临床工程技术人员与中标公司负责人进行商务谈判，并严格按照政府采购法有关规定，在中标、成交通知书发出之日起 30 日内，按照采购文件确定的事项与中标、成交供应商签订政府采购合同。价格、付款方式、交货期、技术服务等条款一定要在合同中书面确认，并且合同应当采用书面形式。对于厂商提供的合同，在盖章前必须认真审查确认，确保合同内容符合《中华人民共和国政府采购法》第四十三条的规定，即政府采购合同适用《中华人民共和国民法典》中的合同编，双方权利和义务应按照平等、自愿原则约定。

二、招标流程

随着医疗卫生体制改革的不断深化，反腐倡廉制度不断实施，医院医疗设备购置逐渐实行了招标采购。为了加强医院资产管理、节省资金、确保投资医疗设备的社会效益和经济效益，规范医疗设备的采购程序，非特殊情况下，购置单价 10 万元及 10 万元以上的医疗设备，均应采取招标的形式进行采购。

(一) 国际招标

根据相关法律规定必须进行国际招标购置的医疗设备，在购置时按招标程序。

1. 向政府相关机构项目申请

医院制订计划，报政府购置办公室审核办理国际进口产品招标，应严格按照《机电产品国际招标管理办法》中有关规定进行项目申请。对于部分产品，医院还要向当地商务机电部门申请外汇额度，将申请的外汇额度提交到省市级机电产品办公室审核批准。

2. 委托招标公司签订委托协议

医院应按《机电产品国际招标投标实施办法》中的规定，委托具有国际招标资格的招标代理机构招标，并签订委托代理协议。

3. 编制招标文件

医院根据前期的市场调查、专业调研及医院的实际需求，制定招标要求，即招标技术参数和规格，包括设备名称、数量、设备用途、主要规格及系统功能概述、技术参数及要求、商务要求（含备品、配件、技术培训、售后服务、到货期及付款方式）。招标公司根据医院的这些要求，按照国际招标的模式，制作招标文件。

4. 专家审核后网上公示项目招标文件

编制成的招标文件要提请专家审核。在国际招标专家评审库随机抽取三位以上专家对招标文件进行审核，招标文件必须对三家以上公司产品做到公平、公正，不能含有对某一公司产品存在歧视性条款。如需要修改的，则返回到医院更改确认。

5. 网上公示招标项目招标文件

招标文件通过专家审核后即可对项目进行公示。公示时间一般为 20 天。

6. 成立评标委员会

对开标的结果评标。评标委员会由国内该招标产品方面的专家、医院需求方、国际招标代理机构代表等五人及以上单数组成。评标委员会应当严格依据招标文件规定的商务、技术条款对投标文件进行评审，并写出评标报告。

7. 公示评标结果

评标报告上报行政部门审查并经物资采购机构审核后，形成评标结果。评标结果必须在网上公示 10 天，公示期结束后，评标结果自动生效。

8. 发送中标通知函

招标公司将评标结果分别通知医院和中标公司。医院根据评标结果通知书通知中标公司签订供货合同。

（二）公开招标

根据我国相关法律规定，购置单价 10 万元及以上（不同地域有不同的要求）的医疗设备，医院多采用公开招标订购的方式。

1. 医院提出购置计划

医院根据整体医疗设备规划，提出相应购置计划。

2. 委托招标公司签订委托协议

委托具有公开招标资格的招标机构招标，并签订委托代理协议。

3. 编制招标文件

医院根据前期的市场调查、专业调研及医院的实际需求，制定招标要求，即招标技术参数和规格，包括设备名称、数量、设备用途、主要规格及系统功能概述、技术参数及要求、商务要求（含备品、配件、技术培训、售后服务、到货期及付款方式）等。招标公司根据医院的这些要求，按照招标的模式，制作招标文件，并返回到医院签字确认。

4. 网上公示招标项目

招标文件经过医院签字确认后即可对项目进行公示。公示时间一般为 20 天。

5. 成立评标委员会对开标的结果评标

评标委员会由省市内该招标产品方面的四名专家和一名医院需求方代表五人组成。评标委员会应当严格依据评标原则及程序进行评审，写出评标报告。

6. 公示评标结果

评标报告上报行政部门审查并经物资采购机构审核后，形成评标结果。评标结果必须在网上公示 10 天，公示期结束后，评标结果自动生效。

7. 发送中标通知函

招标公司将评标结果分别通知医院和中标公司。医院根据评标结果通知书，通知中标公司签订供货合同。

（三）医院邀请招标

购置单价 10 万元以上至 100 万元以下的医疗设备，均可采取医院内部邀请招标的形式进行采购。实施医院邀请招标由医院设备招标委员会负责。招标主要由如下程序组成。

1. 编制招标文件

编制招标文件即制定标书。编制招标文件是根据实施招标前的专业调研情况而定，并由医院临床工程技术人员、临床使用科室主任及该项目的负责人共同编写。

2. 成立评标委员会

评标委员会中必须有临床使用科室主任及负责该项目的相关人员，同时医院主管设备的院长、临床工程部门负责人、临床工程技术人员、监督审计科科长等人员也必须参加。医院应选派思想好、作风硬、业务精、纪律强的人员参与评标。评标专家的组成是在开标前，由医院招标委员会在设备采购监审委员会负责人的监督下从专家库中随机抽取；当被抽中人员不能参加评标时，可在专家库内再抽取人员，组成评标委员会，总人数为奇数，以利于表决。评标委员会名单在开标前应当保密，不得泄露。

3．开标、评标及中标

（1）开标。招标文件经医院审核批准后即可发售，投标厂商根据招标文件拟定投标文件并按规定期限投标。为了确保开标进行，在开标前应制定开标程序，确定主持人、唱标人、监标人、记录人员及协调人员。确定各项内容的先后顺序、评标的方法和评分标准。按照开标秩序确定投标公司。投标公司必须有三家以上，如不够，则应向有关部门申请并得到许可，方可开标。在设备采购监审委员会的监督下，检查标书的有效性，并当众开启投标文件，宣读投标人名称、设备名称、型号、报价等内容，开标过程应当记录并存档备查。

（2）评标。开标后，评标委员会对所有的投标文件进行审查评议，对每份投标文件加以分析、评价。评标委员会综合比较各投标设备性能、质量、价格、交货期和投标方资信情况等因素，依据公正、科学、严谨的原则和招标文件的要求进行评标。

三、招标文件的编写

招标文件是医院对所需购买医疗设备和厂商各方面要求的实际书面反映，也是投标人投标和评标专家评标的重要依据，因此编写招标文件工作至关重要。编写一份内容完整、条款清楚、表述准确的招标文件，是一项有难度的技术性工作。

（一）招标文件编写目录

招标文件的编写有相对固定的目录。

第一章：投标邀请书

第二章：投标人须知前附表、合同通用条款前附表

第三章：招标货物说明、技术参数、规格及要求

第四章：评价标准及方法

第五章：投标人须知

第六章：合同通用条款

第七章：合同书格式

第八章：投标文件格式

（二）招标文件的具体内容

招标文件包含商务文件和技术文件，具体包括招标邀请、投标须知、设备说明、技术参数及规格、合同条款及合同格式、招投标文件组成和格式等。招标文件中，除了设备说明、技术参数和规格外，其他内容均有相对固定的格式。而设备说明、技术参数和规格是招标文件的核心，因此这一部分变得尤为重要。

1．投标邀请书

投标邀请书由招标单位项目负责人签发，内容包含招标单位的名称、地点、联系方式、

招标项目和编号、标书发放和投标时间等。

2. 投标须知

投标须知应详细说明对投标人在投标资质、投标文件制作等方面的具体要求，譬如，投标某类产品应具备的资质及授权文件、交货期、运输方式、交货地点以及着重指出的说明文件和说明资料。

3. 设备说明

设备说明包含医疗设备名称、采购数量、设备用途、售后服务、付款方式等。

4. 技术参数和规格

技术参数和规格是指本次招标设备的技术规格及性能指标、质量验收标准、产品备件及专用工具、一次性消耗品的供应、技术资料和技术服务。其中技术参数包括一般技术参数和主要技术参数。主要技术参数是指所购设备必须达到的技术条件，是整个标书的核心部分。医院在填写主要技术指标时要考虑各方面的实际情况，在满足要求的同时尽量减少主要技术参数的款项，技术参数必须有三家以上公司的设备能同时达到。

5. 合同条款及合同格式

合同是经济活动的法律依据，由供需双方单位法人或法人授权人签署。因此，招标文件中的合同条款应与中标结果签订的合同内容相一致。同时必须明确双方在合同实施过程中所应享有的权利、承担的责任和义务。招标文件中提供的合同格式是今后双方签署合同的草案，一般采用国际、国内通用的标准合同格式，以确保合同条款在应用和理解中的一致性。

6. 投标文件的格式

投标文件的格式要求投标人在编写投标文件时必须遵循固定的模式。对于投标人来说，格式是编写投标文件最关键、最具体的内容，特别是技术偏离表和商务条款偏离表，将是评标的重要依据。投标人必须严格按照相关要求，逐条逐句去准备，否则就容易被废标。具体包含如下内容：①投标书；②开标一览表；③投标分项报价表；④备品备件分项报价表；⑤产品销售业绩；⑥设备交货明细表（装箱单）；⑦投标货物技术文件；⑧技术规格响应、偏离表；⑨商务条款响应、偏离表；⑩投标资格证明文件、法定代表人授权书、制造商的资格声明、贸易公司（作为代理）的资格声明及制造厂家授权书等各种文件。根据《关于促进政府采购公平竞争优化营商环境的通知》（财库〔2019〕38 号），采购人、采购代理机构对投标（响应）文件的格式、形式要求应当简化明确，不得因装订、纸张、文件排序等非实质性的格式、形式问题限制和影响供应商投标（响应）。因此，在准备投标文件时，应重点关注招标文件中列出的实质性要求，而对于非实质性的格式和形式问题则应适当放宽处理。

（三）招标文件的规范性

招标文件是医院采购医疗设备的正式书面反映，编写成功与否对整个招标工作具有很重要的影响，因此一定要清楚文件的规范性。对招标文件的要求有如下几点。

（1）招标文件所有条款应该明确、条理清楚，不得因装订、纸张、文件排序等非实质性的格式、形式问题限制和影响供应商投标（响应）。

（2）招标文件技术参数及要求反映医院的需求，细化采购活动执行要求，采购人允许采用分包方式履行合同的，应当在采购文件中明确可以分包履行的具体内容、金额或比例。

（3）招标文件应详细完整地阐述该项目的技术条款和商务条款，技术服务及质量保证、安装培训及验收标准、随机提供的技术资料、交货期、维修响应时间、零配件的供应以及付款方式，优化采购活动办事程序。

（4）招标文件应提出投标方所应准备的投标资料和厂商资质证明材料，招标邀请中明确告知开标时间、地点和联系方式，投标书应密封盖章，逐页签字，一式五份。实现电子化采购的，采购人、采购代理机构应当向供应商免费提供电子采购文件；暂未实现电子化采购的，鼓励采购人、采购代理机构向供应商免费提供纸质采购文件。招标文件编写完毕后，必须按规定送专家组审核，为保证公平竞争，标书中不得有针对或排斥某个潜在投标方的内容。未经有关部门同意，不得擅自修改已审定的招标文件。

（四）编写招标文件的技巧

编写标书的难点主要是设备技术规格、技术参数及加注“*”的条款。技术规格、技术参数体现医院需要哪种性能和功能的产品，部分标明了产品的档次和质量。实践证明，只要从以下几个方面入手，就能编写出高质量的标书。

1. 确定好设备的档次和配置标准

根据前期医院医疗设备购置计划及医院实际情况和投入资金量，拟定产品的技术规格和配置标准，确定档次和价格范围。

2. 认真做好专业调研

通过对已经购买并具有代表性的用户实地考察，可以准确地掌握产品质量的真实性、可靠性及售后服务保障情况。

3. 选择多家同类产品比较

选择多家同一档次的产品，要求厂家提供产品样本、标准配件等。了解它们的指标和特点。

4. 仔细分析技术规格和性能

标书人员要仔细阅读每一个厂家的产品技术资料，以便分析和比较各个产品的技术规格、性能和配置；弄清同一档次高端产品和低端产品的具体差别，编写出招标产品的技术规格一览表。

5. 合理利用“*”号

“*”号是关键技术参数，对其标注主要是为了防止那些达不到医院拟定档次的产品参与竞标。同时，根据《关于促进政府采购公平竞争优化营商环境的通知》（财库〔2019〕38号），招标文件中不得因装订、纸张、文件排序等非实质性的格式、形式问题限制和影响供应商投标（响应）。因此，在编写招标文件时，应简化投标文件形式要求，重视投标文件的实质内容，避免因格式问题而影响投标的有效性。

（五）编写招标文件的注意事项

招标文件是医院对购买医疗设备性能、技术指标等各个方面的具体要求，编写招标文件工作至关重要。在实际编写过程中，要注意以下几点。

1. 严格遵守“公平”原则

招标文件中技术指标必须有三家以上公司的设备能同时达到，不能有明显的倾向性，或完全照搬某一厂商的技术指标。

2. 贯彻“实用、先进、合理”的原则

在招标文件中，“＊”号具有体现医院购买医疗仪器设备的意愿、规范投标人的选择、限定设备档次的作用。特别是在国际招标中，若有其中一条“＊”号不能满足将导致废标。因此在具体加注“＊”号项目上，必须慎重、认真对待。既要考虑到设备技术的先进性、产品的成熟性，也要从医院实际需求出发，贯彻“实用、先进、合理”的原则。

3. 要注意把握分寸

善于综合归纳每个厂家之所长、突出重点、把握要点、注意分寸，不要过分攀高。要运用标书的编写来调动投标人的积极性。否则，不能保证达到招标规定的厂商数量。

4. 语言规范

招标文件的语言要精练、条理要清楚、内容要明晰；不要含含糊糊，特别是技术要求上不能模棱两可、拖泥带水。

第五节　医疗设备购置合同的签订

一、谈判签约过程

在医疗设备购置过程中，签订合同是一项非常重要、极其复杂的工作，它涉及的内容很广泛。医院谈判代表不仅要具有扎实的临床工程专业知识，还要有法律、经济等相关知识，必须有很强的综合素质。签订合同前，医院要与供货厂家进行艰苦的谈判。

（一）合同签订前的谈判

谈判是医院与供应方为了实现医疗设备的买卖就权利、义务进行协商的过程。医疗设备经过选型、论证、效益分析招标后，双方才可进入洽谈签约过程，这个过程也称为商务性谈判。

1. 谈判的前期准备工作

在医疗设备购置的谈判过程中，必须事先了解谈判信息，拟订谈判计划。通过调查研究、广泛收集资料，为正式谈判做好充分的准备工作。

(1) 收集资料。主要是收集该设备标准配置和报价、可选配件的种类和报价、不同厂商同一档次产品的配置和报价、供应商的信誉与服务能力等资料。收集资料越全面，谈判时医院就会越主动。

(2) 拟订计划。它是对所收集的资料进行认真分析、研究并综合各种因素而制订的计划。收集到的资料一定要进行认真分析，对拟购置医疗设备的功能、性能、配置和价格进行更进一步的了解；同时可以提出在配置外的选配件赠送、质保期的延长、增加设备使用人员和临床工程技术人员的培训等问题。在此基础上，确定谈判目标、拟订谈判方案，明确谈判要达到的目的。

2. 谈判时遵循的原则

谈判时遵循的原则是指在谈判过程中，双方应当遵循的思想和行为准则。

(1) 合法原则。合法是指谈判活动必须符合法律的范畴。在市场经济环境中谈判是一个复杂的求同过程。在这个过程中，利润和利益是矛盾的焦点，在一定程度上涉及个人利益，时常会出现欺诈与诱骗、行贿与受贿的违法行为。因此，谈判必须建立在一定的法律规范及特定的惯例和道德观念上。谈判双方不能从事违法的交易，不能以牺牲单位的利益为代价，假公济私或损公肥私。

(2) 平等互惠原则。买卖既是矛盾的对立体，又是需求关系，具有互融性。谈判的目标是要双方满意，谈判双方应当清楚，任何一方都应该让出一定的利益给对方，而不是独占利益。只有遵循平等互惠、友好协商的原则，才能使谈判在真心诚意的基础上进行。但是，应该争取的利益还是要据理力争，不要无原则地让步。

(3) 灵活原则。灵活原则是指在谈判过程中不能太过于教条，应当抓住重点，把握分寸；应当学会妥协，因人、因时而异，通过适当的妥协、让步达到预期的目的。

(二) 签约过程

经过谈判、友好协商，在双方意见达成一致后即可签订合同，在签订合同时要注意检查各项内容是否有差错，当确认准确无误后签字盖章。如果双方在付款、安装、维修、人员培训等方面有具体要求，可以在合同之外以备忘录或协议书的形式作为合同的附件。

二、订购合同及内容

《中华人民共和国民法典》规定："合同是平等主体的自然人、法人、其他组织之间设立、变更、终止民事权利义务关系的协议。依法成立的合同，受法律保护。""当事人订立合同，有书面形式、口头形式和其他形式。法律、行政法规规定采用书面形式的，应当采用书面形式。当事人约定采用书面形式的，应当采用书面形式。"

(一) 订立合同的原则

订立合同时必须遵守守法、平等、自愿、公平及诚实信用五大原则。

(二) 医疗设备合同的内容

合同的内容即合同的条款，它是订立合同的主要方面。合同的内容完整而具体，有利于合同的履行，一旦发生纠纷，也便于明确双方的责任。一般包括以下内容。

1. 买卖双方名称和地址

这一条款是关于合同主体的规定，明确主体才能确定合同双方的权利和义务，出现纠纷时也能准确地确定责任人。

2. 货物名称

货物名称是双方当事人权利义务指向的对象。订立合同时，货物名称必须明确、具体、尽量统一，必须是双方认可、行业内允许的名称。

3. 数量、标准与计量

这是合同中最重要的条款之一，在合同中应明确规定数量，以免出现合同纠纷，如果带有易耗品、配件、工具等也要标明数量。合同项下交付的货物应符合招标文件中"招标货物技术规格、参数及要求”所述的标准，如果没有提及适用标准，则应当按照对买方有利、符合中华人民共和国有关权威机构颁布的最新版本的相应标准。除非招标文件中另有规定，否则计量单位均采用中华人民共和国法定计量单位。

4. 交货地点及时间

交货地点及时间根据合同谈判或招标文件的相关规定而定。卖方通常在合同规定的交货期前五日以传真形式通知买方。

5. 包装与标记

卖方应根据合同货物的不同形状与特点，对所提供的全部货物均应按标准保护措施进行包装，以防止货物在运转中损坏或变质。这类包装应采取防潮、防晒、防锈、防腐蚀、防振动及防止其他损坏的必要保护措施，从而保护货物能够经受多次搬运、装卸及长途运输。根据货物的特点和运输的不同要求，卖方应在包装箱上清楚地标明“小心轻放”“此端朝上，请勿倒置”“保持干燥”等字样和其他适当的标记。

6. 运输和保险

卖方负责办理将货物运抵规定的交货地点等一切运输事项，相关费用应包含在合同总价中。卖方应在合同货物起运前或同时对装运的货物向保险公司投保。该保险应覆盖合同货物自卖方的发运仓库起至买方指定的安装现场开箱验收完毕止。

7. 备件、专用工具、资料及其他

合同中应规定卖方应提供买方要求的有关合同项下的备品备件及其他。

8. 服务合同条款

服务合同条款必须包含卖方应提供的各项服务，譬如，提交所供货物的技术文件（产品目录、图纸、操作手册、使用说明、维护手册或服务指南），对买方人员进行培训。卖方提供服务的费用应含在货物的合同总价中，买方不再另行支付。

9. 质量保证合同

质量保证合同规定卖方应保证合同项下所供货物是全新的、未使用过的，技术水平是先进的、成熟的，并完全符合合同规定的数量、质量、工艺、设计、形式、规格和技术性能，满足合同技术规范的要求。卖方还需要保证，合同项下提供的全部货物不存在设计、材料或工艺上的缺陷。货物在其正确安装、正常使用和保养条件下，在其使用寿命期内应具有满意的性能。除非招标文件中另有规定，否则质量保证期为产品安装验收合格之日起至少 1 年（12 个月）。

10. 检验和验收

买卖双方根据货物的技术规格要求和质量标准，选定双方认可的法定质量检测机构对货物进行检查验收。验收费用应包含在合同总价中，买方不再另行支付。

11. 合同价格

买卖双方所签合同货物的单价和总价是按合同交货期交货的最终结算价，不受任何条件因素的影响，在整个履行的合同期间有效。

12. 支付币种

合同中规定常规以人民币支付。

13. 履约延误

卖方应按照招标文件中确定的交货期完成交货和提供服务。在履行合同过程中，如果卖方遇到妨碍按时交货和提供服务的情况时，应及时以书面形式将拖延的事实、可拖延的时间和原因通知买方。买方在收到卖方通知后，应尽快对情况进行评价，并确定是否通过修改合同延长交货时间。如卖方无正当理由而拖延交货，将受到没收履约保证金、加收误期赔偿费或违约终止合同等方面的制裁。

14. 违约赔偿费

如果卖方没有按照合同规定的时间交货和提供服务，或买方没有按照合同规定的时间付款，都要给对方赔偿。

15. 不可抗力

不可抗力导致合同实施延误或不能履行其他合同义务时，双方由此产生的损失不得向对方提出索赔要求，也不承担误期赔偿费或终止合同的责任。不可抗力事件包括但不限于战争、严重火灾、洪水、台风、地震及双方约定的其他事件等。

16. 争端的解决

在执行合同中发生的或与本合同有关的一切争端，双方应通过友好协商解决，如协商不能达成协议时，任何一方可以提请法律仲裁。

17. 适用法律

合同应按照中华人民共和国的现行法律进行解释。

18. 合同生效及其他

合同应在双方授权代表签字并加盖双方公章和买方收到卖方提交的履约保证金后（如果需要）生效。合同有效期至双方均已完成本合同项下各自的责任和义务为止。

（三）招标医疗设备合同中的有关术语

1. 合同

合同是指买方和卖方签署的、合同格式中载明的买卖双方所达成的协议，包括所有的附件、附录和招标文件所提到的构成合同的所有内容。

2. 合同价

合同价是指根据合同规定卖方在正确地履行完合同义务后，买方应支付给卖方的价格。

3. 买方

买方是指标书的购买货物和服务的法人或其他组织。

4. 卖方

卖方是指与买方签订本合同协议书并提供合同项下货物和服务的公司或实体。

5. 天

天是指日历天数。

6. 原产地

原产地是指货物的生产所在地，或提供辅助服务的来源地。

7. 验收

验收是指买方依据招标文件的要求、卖方投标文件的承诺及本合同的规定，接受卖方所提供货物时应依据的程序和条件。

8. 质量保证期

质量保证期是指本合同项下的货物从最终验收合格后至该设备招标文件中规定的时间。

(四)进口医疗设备的外贸合同

医院进口部分医疗设备时，不能直接跟外商签订供货合同，必须按照国家对机电产品进口管理的规定和要求，办理好各种相关的进口手续后，委托给具有进口经营权的外贸专业公司对外签订进口贸易合同，这种合同简称外贸合同。

1. 外贸合同的主要内容

外贸合同涉及的法律关系非常复杂，包括运输、国际保险、国际支付、海关、商检及外贸管制等方面，具有很大的风险性。为了控制风险，防止内容或文字上造成的疏漏，一般使用标准合同，即“格式合同”。其主要内容包括约首部分、基本条款、约尾部分。

(1) 约首部分。一般包括序言、合同名称、合同编号、缔约双方名称、地址、电话和传真号码等项内容。

(2) 基本条款。这是合同的主体，其中包括品名、品质规格、数量或重量、包装、价格、交货日期、装运口岸、目的口岸、运输、保险、付款方式、检验、索赔、不可抗力和仲裁等项内容。商定合同主要就这些基本条款如何规定进行磋商，达成一致意见。

(3) 约尾部分。一般包括订约日期、订约地点和双方当事人签字等项内容。

2. 签订外贸合同

外贸合同在医院办理齐全机电产品进口手续后，由所委托的外贸专业公司负责签订。为了提高履约率，在规定合同内容时应考虑周全，力求使合同中的条款明确、具体、严密和相互衔接，且与磋商的内容一致，以利于合同的履行。外贸合同要有正本和副本，正本由外贸专业公司存档，副本交给医院保存。医院收到合同副本后要认真仔细地核对，发现问题应尽快向签订合同的外贸公司反映，并及时修改。

三、签订合同的注意事项

经过招标、谈判双方达成一致意见后，就要签订供货合同。虽然《中华人民共和国民法典》已明确规定了各种合同的条款、格式和相应的具体内容，但是在签订合同时还有很多需要注意的事项。具体内容如下。

(一)明确合同双方身份及资质要求

在签订医疗器械经营合同之前，双方需明确其在医疗器械经营领域的资质，如经营资质、生产许可证等。双方应对对方资质进行核实，确保双方达到合作的要求。

(二)明确合同货物及服务内容

合同应明确所涉及的医疗器械名称、规格、数量、价格等货物细节；同时，合同还应详细说明包括售后服务、维修保养、技术支持等合同附加服务内容，确保合同条款详细且具体。

(三)确保合同符合法律法规及标准

医疗器械的销售和使用必须符合国家相关法律法规及标准，因此，合同中应明确双方对相关法律法规的遵守责任，并约定相应的违约责任。

（四）确保保密和知识产权的保护

合同中应包含保密条款，保护双方的商业秘密和知识产权。

（五）质量保证及售后服务

乙方保证向甲方提供的有关资质材料真实有效，由此引起的责任或费用均由乙方承担。如因提供设备发生医疗器械不良事件，乙方愿承担全部责任和所有费用。

（六）付款方式

合同中应明确付款方式、时间节点及付款条件，确保双方的财务安排清晰明确。

（七）交货时间

乙方负责采用适当的运输方式，保证在约定的时间内将设备运到指定地点，并负责卸货安装到位，在规定时间内调试完毕投入使用，其间费用由乙方承担。

（八）违约责任

合同中应明确违约责任，包括违约金的计算方式和赔偿范围，以保护双方的权益。

（九）技术规格和性能

合同中应详细描述设备的技术规格和性能要求，以及验收标准，确保设备满足医院的具体需求。

（十）随机资料

乙方应随设备提供详细的操作手册、维修手册、保养手册、中英文原版资料、设备总图、电子线路图、机械结构图等所有的应用和维修资料。

第六节　供应商管理

供应商的选择与管理是医院在医疗设备购置工作中的重要环节。医疗设备质量关系患者的生命和医院的声誉。在购买和验收医疗设备过程中，应当把选择供应商纳入计划中。医院临床工程部门人员要熟悉医疗设备生产厂家与医疗设备销售模式，了解相关的法律法规，通过规范的选择程序，确定良好的供应商作为战略性合作伙伴，与医院共担风险、共同发展。

一、医疗设备供应商应具备的资质

（一）医疗设备生产企业应当具备的有关条件

1. 生产条件

医疗设备生产企业应当具备与生产医疗设备相适应的生产场地、环境条件、生产设备及专业技术人员。此外，企业还应有能对生产的医疗器械进行质量检验的机构或专职检验人员及检验设备，有保证医疗器械质量的管理制度，有与生产的医疗器械相适应的售后服务能力，以及符合产品研制、生产工艺文件规定的要求。

2. 证件

医疗设备生产企业应当具备营业执照，根据《医疗器械生产监督管理办法》，从事第二类、第三类医疗器械生产活动，应当经所在地省、自治区、直辖市药品监督管理部门批准，依法取得医疗器械生产许可证。从事第一类医疗器械生产活动，应当向所在地设区的市级负责药品监督管理的部门办理医疗器械生产备案。生产许可证有效期为5年。进口产品应具有国家药品监督管理局颁发的进口医疗器械注册证，以及符合国家市场监督管理总局要求的相关证件。

（二）医疗设备经营企业应当具备的有关条件

1. 经营必备的条件

医疗设备经营企业应当具备与所经营医疗设备相适应的经营场所、仓储设施、卫生环境和检测手段，具备相应资质的质量检验人员和销售人员，具备经营所需要的资金，符合国家对医疗设备经营管理的有关规定。根据《医疗器械经营监督管理办法》，企业还应当具有与经营范围和经营规模相适应的质量管理制度，以及与经营的医疗器械相适应的专业指导、技术培训和售后服务的质量管理机构或人员。

2. 经营必备的证件

医疗设备经营企业应当具备营业执照。对于第二类、第三类医疗器械，企业需向所在地设区的市级负责药品监督管理的部门提出申请，并根据《医疗器械经营监督管理办法》依法取得医疗器械经营许可证，该许可证有效期为5年。经营第一类医疗器械不需要许可和备案。进口产品应具有国家药品监督管理局颁发的进口医疗器械注册证，以及符合国家市场监督管理总局要求的相关证件。从事第三类医疗器械经营的企业还应当具有符合医疗器械经营质量管理制度要求的计算机信息管理系统，保证经营的产品可追溯。

二、医疗设备供应商的管理办法

（一）医疗设备的销售方式

1. 直接销售

该模式是指厂方不经过中间环节，直接向用户销售。一般情况下，大型医疗设备，尤其是甲类、乙类医疗设备等高精尖产品，以直销为主。这种销售模式要求厂家具备比较庞大的销售队伍和销售网络来保证企业的市场占有率。设备的安装调试、维修等工作由厂家直接承担，厂家直接销售一般为出厂价。

2. 代理商

代理商是指不拥有商品所有权的中间商。代理商的职责是将厂家的设备卖给批发商或最终用户，同时会提供一些技术服务。代理商一般没有库存，所以代理商实际上是推销商。生产厂家接到代理商的订单以后直接向用户发货。

3. 经销商

经销商是指拥有商品所有权的中间商，也称为一级经销商。经销商与生产厂家签有一定任务额度的经销合约，并根据合约向厂家订货，然后以自己的名义销售。经销商除了承担购货风险外，还要有存货、促销、宣传、广告，以及给用户提供信贷、发货和维修服务等。中小型医疗设备多采用这种方式销售。

4. 二级经销商

二级经销商即分销商，分销商与经销商签有一定任务额度分销合约，并根据合约向经销商购货，然后以自己的名义销售。分销商除了承担购货风险外，还要有存货、促销、宣传、广告及给用户提供信贷、发货和维修等服务。

（二）医疗设备供应商的管理

供应商的优劣直接影响医疗设备的应用及成本控制，因此要全方位加强医疗设备供应商的管理。

1. 合理选择供应商

（1）选择能提供性价比最高产品的供应商。选择供应商的首要条件是其供应的医疗设备质量可靠，故障率低。其次，在产品质量可靠的前提下，应当选择性能价格比最好的医疗设备，在选择供应商时，设备价格的高低与购买的数量和付款时间有直接关系。

（2）选择交货及时的供应商。交货及时是选择供应商的基本条件，对于大型进口医疗设备，更应严格执行合同规定的交货时间。

（3）选择服务和信誉好的供应商。整体服务水平高、履行合同的承诺能力强是医疗设备及时安装到位、后期服务到位的保障。

2. 建立新型的、良好的供应商合作关系

在我国，随着市场经济的不断完善，传统的、简单的医院与供应商买卖关系已经转向医院有选择地与部分供应商建立战略伙伴关系。随着知识、信息应用日趋强化，高新技术的医疗设备更新换代速度加快，使过去供应方式不能适应时代发展。医院为了持续发展，急需质量安全可靠、持久性技术支持的合作。因此，新形势下的供应商关系不仅是竞争，更应该着眼于长久的合作。医院与部分供应商建立战略伙伴关系，建立共同目标，制订共同战略发展计划。通过战略伙伴关系，提高供应商的供应质量和保障能力，有利于医疗设备在临床上的应用，最大限度地发挥效益，最终实现“双赢”。

3. 综合评价机制

（1）内部评价。由医院临床工程部门、临床业务科室、财务、审计等部门相关人员组成小组，参与讨论、共同评价与选择；同时也可邀请院外的相关专业人员参与选择。

（2）综合评估。通过使用直观判断法、评分法、加权综合评分法等对供应商进行全面的综合评估。

（3）建立供应商信息库，实现信息化管理。对供应商的名称、地址、联系电话、信誉等级、所经营产品和价格、货物运输时间、售后服务、合同与发票管理等方面进行信息化管理，并最终实现程序化、规范化管理。

第三章 医疗设备的管理

第一节　医疗设备的分类

医疗设备分类方法种类较多，主要体现在不同的关注角度，形成了不同分类的方法。究竟哪种分类方法更科学，目前尚无统一的要求和规定。可以归纳出以下几种分类方法。

一、从医疗设备监督管理的角度分类

在《医疗器械监督管理条例》中明确了国家对医疗器械实行分类管理。根据医疗器械风险程度的不同，把医疗器械分成三类管理：第一类是风险程度低，实行常规管理可以保证其安全、有效的医疗器械；第二类是具有中度风险，需要严格控制管理以保证其安全、有效的医疗器械；第三类是具有较高风险，需要采取特别措施严格控制管理以保证其安全、有效的医疗器械。

二、按照医疗器械分类规则分类

我国实行医疗器械分类规则指导的目录分类制，医用设备可分为医用电子仪器设备、医用 X 射线设备、内镜设备、医用超声仪器及临床检验分析仪器等。

三、按照设备的功能属性分类

按照设备的功能属性可分为三种：诊断设备，用于 X 射线诊断、超声、生化检验等功能的设备；治疗设备，用于手术治疗、放射治疗、核医学治疗等功能的设备；辅助设备，用于血液冷藏、中心吸引、中心供氧、高温高压消毒、医用数据处理等功能的设备。

四、按照设备应用范畴分类

按照设备应用范畴可以分为医学测量设备、医学信息传递和处理设备、医学图像显示设备、生物刺激与治疗设备，以及功能辅助和修复设备等。

五、按照临床科室的配置分类

按照临床科室的配置可以分为影像诊断设备、急诊抢救设备、心脑功能检测设备、呼吸

治疗设备、妇科与妇产科设备、生化检验设备等。

从上述五种医疗器械分类方法可以看出，简明、系统地论述医疗器械是一件十分困难的事情。不论按照哪种分类方法，都很难达到通俗易懂与简明实用的效果和目的。根据临床实践，权衡利弊，以临床科室的配置分类为主，结合一般综合性医院将科室分为医技科室和临床科室两大类的现状，再吸取其他分类方法中的优势因素，把医疗设备分为医技科室医疗设备、临床科室医疗设备和通用医疗设备三大类。

医技科室一般指为治疗性科室提供技术支持的科室，如放射科、核医学科、超声影像科、检验科、供应室等。这些科室有两个显著特点：一是其工作主要依赖医疗设备；二是主要为临床诊断提供图像与数据，很少对患者实施治疗工作。医技科室是使用医疗设备的主要科室，也是各种大型医疗设备集聚的部门。

临床科室一般指为患者提供治疗的科室，如内科、外科、妇产科、儿科、重症监护病房、眼科、口腔科、耳鼻喉科、中医科、康复理疗科等。随着医疗设备普及性的应用，这些科室也大量使用各种医疗设备直接为患者服务。有些设备与其专业有着密切联系，如口腔综合治疗台仅限于口腔科使用，检眼镜仅限于眼科使用等。

医院还有一些属于许多科室都需要的设备，如监护仪、输液泵、病床、治疗车等。这些设备在内科、外科、急诊科和重症监护病房等都得到了广泛应用，为了使本书的内容更加简洁和系统化，暂且把这类设备称为通用医疗设备。

采用这种分类方法还有一个优势，就是使医疗设备的配置更加与临床需要相结合，尤其是为新建医院或扩展科室业务时配置何种设备提供参考资料。

第二节　医疗设备的配置论证、采购与验收管理

医院合理配置和采购医疗设备是一项非常复杂和艰巨的任务，这项工作的好坏直接关系医院的建设和发展，具有十分重要的意义。

一、医疗设备配置论证

随着医疗体系的完善和医学科技的迅速发展，医疗卫生资源在我国目前仍属于稀缺资源。目前医院内医疗设备配置不合理的问题仍表现突出，大型医疗设备的不合理过度购置或配置不足及一定程度滥用的情况普遍存在。1994 年 9 月 2 日，卫生部颁发的《医疗机构基本标准（试行）》提供了各类各级医疗机构的基本设备名单，是卫生行政部门核发《医疗机构执业许可证》的依据。随着社会的发展，一些医疗设备的配置标准已远远滞后于医院实际的需求与发展，配置高精尖的医疗设备已经成为大型公立医院在市场竞争中的必要手段之一。合理配置医疗设备是医院生存和发展的重要方面，应根据医院的不同功能、专科特长和所承担医疗诊断、疾病预防、康复保健工作任务，参照有关基本医疗装备配置标准的规定执行。大型医用设备的配置应按国家相关规定执行，充分兼顾技术的先进性、适宜性和可及

性，促进区域卫生资源共享。

（一）医疗设备配置论证的重要性

随着医疗设备现代化的快速发展，各种依靠设备的诊疗方法已经深入临床医疗的各个领域，也正在潜移默化地改变着一些传统的诊疗方法。以前门诊医师给患者看病多凭经验，现在医师诊断病情依靠各种检验单和检验报告，在处理医疗纠纷时要求医院举证倒置，于是进一步增加了医师在诊疗过程中依赖医疗设备检查结果的现象，对医疗设备的配置和质量要求越来越高。同时，现代医疗水平与设备的配置息息相关，如没有腔镜类设备就无法开展微创手术；没有数字减影血管造影设备就不能及时在心脏血管中安置支架，挽救患者的生命；没有放疗设备就无法对肿瘤患者进行放疗。因此，合理配置医疗设备对提高医疗水平和医院声誉至关重要。

宏观上，院级管理者与科室管理者对医疗设备配置既有相辅相成的因素也有不同的地方。科室管理者主要从本科室业务发展角度考虑医疗设备的配置，而院级管理者从医院整体规划和业务发展的角度综合考虑医疗设备的配置。院级管理者应尽可能多地学习和掌握与医疗设备有关的专业知识和市场行情，做到心中有数，尤其是要加强对本医院尚未配置的医疗设备的相关信息的了解和学习。

（二）医疗设备合理配置的经济效益与社会效益

经济效益是引进医疗设备需要关注的重要因素之一。目前，大部分公立医院实行了成本核算制度，科室经济收益与医护人员的收入挂钩。医疗设备既是科室成本支出的重要款项又是收入的主要来源，因此医疗设备的合理配置直接关系到科室和医院的经济效益。

在医学工程学术中，大型医疗设备经济效益成本核算是一个重要的方面，这种核算方法和作用与目前的医疗体制密切相关，加强成本核算可以避免造成设备的闲置与浪费，最大限度地调动使用人员的积极性。但是，如果过分强调经济效益，通常又会促成一些不必要的过度服务，给患者和国家造成经济损失。由此可见，尽管经济效益是引进设备的重要依据之一，也应兼顾社会效益。公立医院尤其应该把社会效益放到第一位，在设备论证时首先要考虑设备的实用性和治疗/诊断效果，对于一些治疗/诊断效果差、经济效益较好的设备不建议引进或滞后引进，而对于一些治疗/诊断效果好、经济效益较差的设备应优先引进。购买设备的前期论证与调研是保障经济效益和社会效益的重要环节，事先预判影响设备经济效益和社会效益的因素，主要有三个方面：①有些医疗设备主要用于医疗服务，短期没有良好的经济效益，如除颤器等；②不符合医院实际情况，盲目引进会因病源不足，造成医疗设备闲置；③医疗设备耗材或维修成本过高。

（三）医疗设备采购立项论证与报批

1. 采购原理论证

医疗设备采购立项论证是医院每年重要的工作项目之一，涉及医院的发展和效益，因此医院应该建立医疗器械管理委员会和拥有一套具体申报立项论证的管理办法。

医疗设备采购论证程序一般先由使用科室填写医疗设备购置申请表（表的格式和内容由医院依实际情况而定），然后将申请表交到医院设备主管部门，设备主管部门汇总后统一上报院领导，院领导经过初选，委托设备主管部门协同使用部门一起对申报项目进行市场调研，包括产品质量、品牌和价格等信息。医疗器械管理委员会定期召开医疗设备采购论证会，会上由申报使用科室阐明申报原因，设备主管部门汇报设备性能和市场调研结果。会上也可请厂商分别介绍产品性能，并现场解答委员的质询。最后医疗器械管理委员会综合大家的意见，确认推荐立项项目。

2. 报批

公立医院把经过医疗器械管理委员会确认的医疗设备采购计划报上级财政管理部门审批。在立项和审批的过程中还要关注国家涉及医疗设备采购管理的法律法规。

2023 年国家卫生健康委员会发布了《大型医用设备配置许可管理目录（2023 年）》，正式公布了最新的甲类、乙类大型医用设备管理目录，对须经许可配置的甲类、乙类大型医用设备进行规范。具体分类目录：甲类（国家卫生健康委员会负责配置管理），如重离子质子放射治疗系统、高端放射治疗类设备［包括磁共振引导放射治疗系统、X 射线立体定向放射外科治疗系统（含 Cyberknife）］、首次配置的单台（套）价格在 5000 万元人民币及以上的大型医疗器械；乙类（省级卫生健康委员会负责配置管理），如正电子发射型磁共振成像系统、X 射线正电子发射断层扫描仪、腹腔内窥镜手术系统、常规放射治疗类设备（包括医用直线加速器、螺旋断层放射治疗系统、伽马射线立体定向放射治疗系统）、首次配置的单台（套）价格在 3000 万～5000 万元人民币的大型医疗器械。

根据《中华人民共和国政府采购法》和有关法律法规，财政部制定了《政府采购进口产品管理办法》（财库〔2007〕119 号）。文件中第八条和第九条具体规范了申请进口产品需要的手续和审批办法。

进口产品分限制、鼓励和其他三种情况，对这三种情况采取不同的申报要求。医疗设备属于其他进口产品范围，除需要提供政府采购进口产品申请表外，还须提供政府采购进口产品所属行业主管部门意见或政府采购进口产品专家论证意见。在实际工作中很少有以行业主管部门意见为依据申报进口采购计划，大部分采用专家论证意见表为依据。目前，随着国产医疗设备水平的提高，主要以技术参数为依据的专家论证意见表很容易引起质疑或投诉。因此，采用行业主管部门意见审批的形式值得推广，公立医院购买医疗设备款项是由国家财政全额拨款。例如，医院申请购买进口电动病床，很难从技术要求上说明国产电动病床不能满足临床使用要求，而行业主管部门可以从社会效益或资金等因素考虑是否购买。另外，也可以尝试一些改革措施，如医院申报进口设备，主管部门可以按国产设备批复购置资金，不足部分由申报医院自筹资金解决，这样既满足了医院的需求，又可以避免没有节制地使用国家资金的现象。

二、医疗设备采购

目前，医疗设备采购是社会上十分关注的焦点问题，既涉及廉政建设又涉及具体实施中的技术问题等。医院管理者只有充分理解其内在规律，才能做到灵活运用，既符合法律法规又能达到医院利益最大化。

（一）医院医疗设备采购中的廉政建设

目前，医院中医疗设备采购、药品采购和后勤基建是公认的三大“风险”岗位，医疗设备采购涉及金额高、品种多、技术复杂和市场等因素备受社会的关注。

目前加强公立医院医疗设备采购中的廉政建设与社会体制密不可分。20 世纪 80 年代以前医疗设备的制造、销售和使用三个主要环节都是在计划经济体制下运行。90 年代后随着国有体制改革，生产环节和销售环节逐渐进入市场经济体制，出现了许多民办医院，这些医院按市场经济模式经营，因此三个环节也能顺畅衔接。但在公立医院采购医疗设备是国家财政拨款，生产和销售如何与使用环节对接是国家和医院管理者面临的一个难题，其中廉政建设与政府招标采购等措施的出台背景就是要弥补对接中出现的问题。

为了进一步完善医疗设备采购中的廉政建设，一些医院在组织和体制上出台了一些措施。例如，把医疗设备纳入医院物资采购统一管理，这种管理模式不利于医学工程专业队伍的发展和建设，同时由于采购环节与设备运行保证息息相关，两者脱节会给后期设备的正常运行和维修带来许多麻烦。有的医院还建立了采购管理人员定期轮换制。有学者认为要通过全面审核，把具有廉洁奉公素质的管理人员选配到医疗设备采购岗位上才是重中之重。

（二）医疗设备采购实施办法

医院采购计划经批准后进入采购招标实施阶段，具体实施办法大致可分为医疗设备选型、制定招标文件和招标采购、落实招标结果。

1. 医疗设备选型

医院当确认引进某种医疗设备后，首先要对设备的性能、配置、市场占有率、售后服务等信息有全面的了解，尤其是在引进一些新型设备时，此项工作更加重要。对引进的新型设备项目，建议医院重视“前期意向”使用人员的培训，“前期”即在没有引进设备前就要对使用人员进行技术培训，“意向”即表明了医院采购方的意愿，又不与政府采购招标的形式相抵触。这种“前期意向”使用人员的培训目的是，在培训中使用人员可以对引进设备的性能、品牌和配置有更客观的了解和向医院提供更科学的依据。以腹腔镜手术器械为例，厂商提供的配置清单侧重经济利益，而是否符合医疗业务开展医院领导者很难判断，这就需要听取培训医师的意见。在有条件的前提下，建议医师可以选择使用不同品牌设备的医院进行培训或咨询，这样对不同品牌的设备的认识更客观。这种前期社会调研投入的人力、物力，避免一旦决策失误造成的重大经济损失。

2. 制定招标文件和招标采购

目前，公立医院采购医疗设备的资金主要源于政府，因此普遍需要通过政府公开招标的方式进行采购。评标时评标专家是根据投标文件决定中标结果，也就是说医院市场调研结果不一定就是中标结果。在制定招标文件和招标采购的过程中涉及相应的法律法规，其专业性强，因此应该对国家规定的相关法律法规有所了解，尤其是负责招标采购的专业人员应该认真学习。

（1）招标投标相关法律文件简介。1999 年第九届全国人民代表大会常务委员会通过了《中华人民共和国招标投标法》，该法共六章六十八条。2011 年国务院常务会议通过了《中华人民共和国招标投标法实施条例》，该条例主要是为了规范招标投标行为，同时为实施政府采购制定需要遵循的原则。2002 年第九届全国人民代表大会常务委员会通过的《中华人民共和国政府采购法》共九章八十八条。2014 年国务院常务会议通过《中华人民共和国政府采购法实施条例》（国务院令第 658 号），该条例共有九章七十九条。2017 年财政部公布了修订的《政府采购货物和服务招标投标管理办法》（财政部令第 87 号），该管理办法进一步落实了招标投标工作中的一些实际问题。

在实际应用中如何掌握几个法律文件之间的联系和差别主要有以下三个原则。

①虽然上述法律法规细节各有不同，但是其基本原则都一样，招标投标活动应当遵循公开、公平、公正和诚实信用的原则。公开原则即信息透明，公开是公平、公正的基础和前提。公平原则即机会均等，招标人不得在招标文件中含有倾向投标人的内容，不得以不合理的条件限制投标人。否则，将承担相应的法律责任。公正原则即程序规范，标准统一，要求所有招标投标活动必须按照规定的时间和程序进行；评标委员会必须按照招标文件事先确定并公布的评标标准和方法进行评审、打分和推荐中标候选人。诚实信用原则即诚信原则，是以善意真诚、公平合理为内容的强制性法律原则。

②“新法压旧法”。这些条款随着时代的变迁，需要不断地改善条款以适应招标投标的具体情况，因此出现新旧条款矛盾的地方以新条款为准。

③“大法压小法”。以上条款分别出自全国人民代表大会、国务院和财政部，因此出现实际情况与条款矛盾的地方以“大法”为准。

（2）制定招标文件。目前医院采购医疗设备首先要制作招标文件，招标文件的制定直接影响招标工作是否顺利进行。

医院选择有经验和有技术实力的招标代理公司是做好招标文件的首要条件。招标文件主要由商务条款和技术参数两部分组成。其中在商务条款中除了一些格式化条款外，如何合理运用综合评分法则制定招标文件是评价招标代理公司水平的重要依据。

目前广泛使用的综合评分法，在招标文件中技术参数部分具有举足轻重的作用。在一般的评标文件中，技术、服务等标准统一的货物服务项目应当采用最低评标价法。采用综合评分法的，评审标准中的分值设置应当与评审因素的量化指标相对应。一个负偏差通常需要扣分，但具体的扣分标准应当细化和量化，且与相应的商务条件和采购需求对应。价格分值占总分值的比重不得低于 30%，服务项目的价格分值占总分值的比重不得低于 10%。因此，制定招标文件的技术参数成为招标投标过程中的一大难题。大部分医院和招标投标代理公司没有制作设备参数的技术能力，只能由厂商提供技术参数，而有些厂商出于某些原因，提供的技术参数通常带有明显的倾向性。医院和招标投标代理公司聘请有经验的专家对招标文件中的技术参数进行合理修改和把控，对于减少投诉和质疑至关重要。

医院在购买设备前一般做了大量的调研工作，不要误认为既然委托给招标公司，就一定能达到自己提出的目标。做好招标文件是首要条件，评标专家是根据招标文件上的文字进行评标，因此医院做好采购招标基础工作是顺利招标的必要保障。

如前所述，评标工作要坚持公开、公平和公正的原则，其中公开原则和公正原则容易把控，难点在于如何落实公平原则，这也是招标过程中容易引起质疑的主要原因。站在不同的角度对同一个条件可以产生不同的认知，招标投标实质上是一种选择，选择是根据差异而定，或说人为设置一些门槛，这种差异与门槛很容易被视为排他条款。医疗设备涉及多种学科，结构复杂，在招标文件的技术参数中做到绝对的公平、合理是一件十分困难的事，出现质疑案例也属于正常现象。

(3) 选择采购方式及注意事项。根据《中华人民共和国政府采购法》，政府采购采用的方式有公开招标、邀请招标、竞争性谈判、单一来源采购、询价及国务院政府采购监督管理部门认定的其他采购方式。公开招标应作为政府采购的主要采购方式。采购人采购货物或服务应当采用公开招标方式的，其具体数额和标准，属于中央预算的政府采购项目，由国务院规定；属于地方预算的政府采购项目，由省、自治区、直辖市人民政府规定；因特殊情况需要采用公开招标以外的采购方式的，应当在采购活动开始前获得设区的市、自治州以上人民政府采购监督管理部门的批准。采购人不得将应当以公开招标方式采购的货物或服务化整为零，或以其他任何方式规避公开招标采购。

在日常工作中还会遇到竞争性谈判和竞争性磋商，哪种情况适用于竞争性谈判或竞争性磋商可参考《政府采购非招标采购方式管理办法》第二十七条或《政府采购竞争性磋商采购方式管理暂行办法》。两种采购方式的评标专家都能够通过与厂商的沟通落实一些具体环节和事宜，同时厂商可以通过二次报价公平竞争。这两种评标方式主要区别是：竞争性谈判在其他情况满足的情况下最低价中标，竞争性磋商需要采用综合评分法确认中标投标商。目前竞争性谈判和竞争性磋商适用于服务性项目采购方式。

(4) 投标文件的制作。评标专家评标的依据是招标文件与投标文件，因此投标文件的内容和制作水平是中标的重要依据。

投标文件粗制滥造是较为常见的现象，尤其是竞争力不强的厂商制作的投标文件。有些厂商不认真阅读招标文件中的商务条款要求，如需要签字盖章和提供原件等细节，未按要求提供而造成废标。

在招标文件中有具体的评分要求，评标专家是根据这些要求进行评标，有些投标文件并不按照招标文件的评分要求进行材料组合，目录与材料不对应。造成这种现象的主要原因是投标商为了降低成本，一件多用，而不是针对此次招标文件的具体要求制作投标文件。一件多用的投标文件通常还体现在充斥了大量与评分标准无关的材料，不仅造成了浪费，还影响评标效率。

有些投标文件照抄招标文件中的原文技术参数，这是一种极不负责的态度。《中华人民共和国政府采购法》第十七条规定，采购人、采购代理机构应当根据政府采购政策、采购预算、采购需求编制采购文件。采购需求应当符合法律法规以及政府采购政策规定的技术、服务、安全等要求。例如，如招标文件中监视器要求≥13 英寸，投标文件中需要填写投标产品的具体尺寸，而不能照抄≥13 英寸。这种做法不仅不符合政府采购的要求，也可能导致投标文件缺乏必要的具体性和明确性，影响评标过程的公正性和准确性。因此，投标方应根据具体的产品规格和技术要求，提供详细的产品信息，确保投标文件的真实性和合规性。

从理论上讲技术参数中的正偏差，即投标文件中的参数优于招标文件的参数应列为加分项，有利于买方获得性能更优质的产品，实际上有一定困难，尤其是投标产品的参数或检测原理与招标文件的要求不相符，投标商标注为正偏差，判别这种误差不仅需要评标专家了解医疗设备的结构和测试原理，还需要具有相应的临床知识，其难度较大。

早期（*）条款被列为废标项，其目的是防止厂商可能发生的不正当竞争行为。目前有的招标文件中把（*）条款列为重要扣分项。有些招标文件中充斥大量（*）条款，这种做法不仅违背了公平竞争的原则，也留下了质疑隐患。

（5）评标。在评标的过程中评标专家的主观意向是十分有限的，也就是说虽然评标结果取决于专家评分的数值，但是专家评分的数值主要取决于投标文件提供的客观材料。目前综合评分主要分为客观分和主观分两大部分。客观分主要包括价格、技术参数、销售业绩及一些具体资质要求等，这些客观分是评分的主要依据。主观分主要包括企业实力、品牌信誉度、售后服务和培训方案等。招标文件中最好也要把主观分落实在有据可依的条款上，如保修期长短、是否提供备用机、厂家维修承诺书等，减少人为主观因素对评标结果的影响。

（6）废标与质疑。实践中采用公开招标方式有时会发生废标的现象。一旦出现废标就需要重新启动招标程序，上网公示，有时甚至延误上级财务部门规定的拨款时限，因此医院应该知道在哪种情况下可能出现废标。《中华人民共和国政府采购法》第三十六条规定，在招标采购中出现下列情形之一应予废标：

①符合专业条件的供应商或对招标文件做实质响应的供应商不足三家的；

②出现影响采购公正的违法、违规行为的；

③投标人的报价均超过了采购预算，采购人不能支付的；

④因重大变故，采购任务取消的。

在上述四项废标的条款中最为常见的是第一条，主要表现在有些投标商工作不认真，没有按照招标文件中的要求提供必要的商业条款材料，尤其在一些设备价值较低的标书中更为突出。还有一些招标文件中要求的一些细节，如签字盖章等，这些细节虽小，但也是商务条款的组成部分，商务条款不合格会直接失去评标资格，由此可能导致供应商不足三家，造成废标。

上述四项废标的条款中的第二条，即出现影响采购公正的违法、违规行为。由于此项条款造成废标的现象极为少见，一旦发生，对医院、招标公司及投标商都有较大的影响，处理此类事件十分棘手，具体体现在投标文件技术参数与实际设备性能不符、虚假注册证等。由于同类产品的厂商对各自产品都十分了解，对于虚假应标问题会质疑或投诉，一旦虚假应标成立，投标公司将被列入黑名单，取消经营资格，同时也会影响医院的正常采购计划。规避这种事件的方法有很多，其中重要的是医院要选取有技术力量和信誉的招标公司进行操作；在前期准备工作中不但要考察设备的性能与型号，还要对产品的经销商有所了解，尽量选取信誉好、长期稳定的代理商。医院主管人员要廉洁自律，主动规避代理商的一些不合理的经济诱惑，使采购计划和方案经得起验证。

3. 落实招标结果

抓紧时间落实招标结果是医疗设备招标采购过程中的重要环节。在签订供货合同时一定要细心审查有关条款，切不可疏忽大意，尤其是设备型号拼写是否准确，设备型号的不同尾数不仅性能有差异，价格上也有一定差别。

协议一般是对需要强调和特别关注的问题进行规定，具有与合同同等的作用和效力，是对合同某些条款的补充和说明，尤其是通过竞争性谈判购置医疗设备时，一定要先拟订好协议条款，再签订合同。因为合同有标准的格式条款，必须符合《中华人民共和国经济合同法》的有关规定，有些内容只是双方的约定，没有必要或不便写在合同中。所以，通过协议书的形式将某些特殊内容加以明确，如人员培训、售后服务和合作研究等，有时协议还对今后双方的合作具有指导和限定作用。

三、医疗设备验收

（一）医疗设备验收前期准备工作

医院在设备尚未到位之前，要提前做好准备工作。在院领导的统一协调下，明确使用科室与设备管理部门的各自职责，避免相互推诿。要落实好新进设备相应的水、电和计算机网线等配套设施。有些设备安装在楼房内，对于重量较大的设备，要提前让建筑工程师做好楼板承重预测工作，需要加固的土建工程应提前落实。要提前准备好设备安放位置，对于需要暂时存放的大型设备，预先落实存放地点。存放地点尽量距离安装地点较近，不要妨碍通行，注意防火防盗，在有条件的情况下，尽量安放在有监控摄像的地点。

有些运送大型设备的货车，车身较长，因此医院要预留好行车路线，避免车辆堵塞而影响正常装卸。尤其是医院在市区中心，大型货车进入和驶离都有时间限制，一旦出现上述情况处理时会比较麻烦。另外，设备的装卸方式医院一定要和供货商提前落实。卸下设备包装箱的数量和有无破损等，医院、供货商和运输部门三方要一一查对，做好交接手续，也可拍照留档。

（二）医疗设备验收过程

医疗设备验收首先要核实设备的实际到货期是否与合同相符，医院与中标公司在签署购货合同时有设备到货日期的约定。一般情况下中标公司会提前供货，但也有个别延误到货的情况，出现这种情况可以按合同或与公司协商，提出适当赔偿，如果公司通过经济赔偿方式解决有困难，医院可以要求适当延长保修期等补偿措施，并以文字形式留档。

厂商的工程师在医疗设备安装调试后进入设备验收阶段，对于大多数医院来说按照设备的性能和技术指标来验收有一定的困难，即使外请专家也很难做到在技术上进行实质性的验收。医院需要做好如下几项工作：

（1）根据购货合同查对产品的型号，配件是否齐全，根据装箱单查对货物是否齐全和有无破损。

（2）有些医疗设备安装精度十分重要，因此在安装调试设备时，科室使用人员和设备科工程师应该全程跟随厂商工程师共同参与设备的调试，只有全程参与才能对设备的实际精度做到心中有数，把好验收质量关。

（3）开机验收，在厂商工程师的指导下，使用人员按操作手册试用设备各种功能，直到使用人员满意。

（4）查验相关质量保障文件。我国实行的是医疗器械注册制度，进口设备需要具有经过国家市场监督管理总局审批的医疗设备进口许可证，因此应核对许可证注册的设备型号是否与实际设备相符。医疗器械产品注册证书有效期为四年，医疗器械及其外包装上应当按照国家市场监督管理总局的规定，标明产品注册证书编号。有些医院在招标文件中还对产品提出了要求符合美国 FDA 和 CE 认证，在美国市场销售的医疗器械产品都应获得美国 FDA 认可和批准。CE是欧共体质量认证安全标志，欧共体成员国生产的医疗器械产品，境外生产而在欧共体成员国内流通的医疗器械产品，以及欧共体成员国出口其他国家的医疗器械产品，都应有CE标志。

(5) 有些设备需要通过计量部门等的认证方能使用，因此在签署购货合同时要把相关的协议写清楚，如检定费用和不合格的处理方法等，在通过这些部门验收后再签署验收报告。

(6) 满足上述条件的情况下，应由供货商、使用科室和设备主管部门签署验收报告。医院一定要关注验收报告的签署日期，合同中一般都规定设备保修期从验收之日起，如果设备验收后各种原因不能投入使用，也要算在保修期内，超过保修期设备一旦出现故障将会给医院带来不小的经济损失。

验收过程中的所有文件和材料应妥善保存，纳入档案文件管理。

第三节 医疗设备的运行与维护管理

《医疗器械监督管理条例》提出：医疗器械使用单位对需要定期检查、检验、校准、保养、维护的医疗器械，应当按照产品说明书的要求进行检查、检验、校准、保养、维护并予以记录，及时进行分析、评估，确保医疗器械处于良好状态，保障使用质量。

一、医疗设备运行管理

目前学习和掌握医疗设备运行操作主要有以下三种方式。

(一) 厂家进行操作技术培训

根据招标文件的要求，医院与厂商签订的购货合同中，对技术培训都有明确的文字表述。厂商工程师将设备安装完毕后一般会对医院使用人员进行操作技术培训，直至使用人员能够基本掌握设备的操作。这种培训方式主要取决于厂商培训工程师的专业水平、设备复杂程度和使用人员工作经验等因素。有两个问题值得关注：一是前期技术培训一般只解决了基本操作方法的问题，在具体实践中还会遇到许多实际问题，使用设备一段时间后厂商工程师还须继续对使用人员进行技术培训，解决使用人员提出的问题，这称为跟进式培训；二是有些医疗设备的性能与临床诊断治疗有着密切关系，厂商通常会聘请有实践经验的临床医师作为培训工程师，而这些医师虽然有丰富的使用经验，但是通常缺乏对医疗设备结构的了解。

(二) 医院内部技术培训

以老带新是医院内部医疗设备技术培训最常见的方式之一。日常工作中有些医疗器械过了保修期，厂商一般不会因为医院人员变动而再次进行技术培训，这就需要用老师带学生的方式进行技术培训。带教老师可能存在操作不规范，因此医院建立完善的医护人员医疗设备专业知识培训系统是亟待解决的问题。

(三) 自学培训

《医疗器械监督管理条例》中要求设备使用人员按照产品说明书、技术操作规范使用医疗器械，这突出了认真学习产品说明书的重要性。无论是国产设备还是进口设备，其使用说明书中都有“请认真阅读使用说明书”的提示。养成认真阅读的习惯和看懂说明书是掌握各种医疗设备必备的基本功，同时也是管好和用好设备的必要技术保证。

目前，上述培训方法重点都是解决如何操作的问题，而关于这些医疗设备的结构、原理等有关的专业知识培训长期一直处于短缺状态。掌握医疗设备的结构、原理对于管好、用好医疗设备具有十分的现实意义，能够做到知其然，并知其所以然，对于深入发挥设备的潜能和确保设备与患者的安全都有重要作用。加强医疗设备知识的普及性教育对提高医疗设备安全运行具有十分重要的意义。

二、医疗设备维护保养管理

（一）医疗设备保养

做好医疗设备保养工作也是落实《医疗器械监督管理条例》的重要内容之一。根据医疗设备使用说明书内容的不同，具体保养各有不同，但是总体上可分为日常维护保养、中期维护保养和周期性维护保养。

1. 日常维护保养

日常维护保养参阅使用说明书和根据使用的实际情况而定。日常维护保养的重点是确认这项工作由科室使用人员负责，并由科室管理者负责监督检查，做好这项工作对设备正常运行和减少故障的发生都有十分重要的意义。

2. 中期维护保养

中期维护保养一般由医院设备科工程师负责操作，保养内容比日常维护保养又进了一步，可以打开设备外罩，对一些设备总成和零部件进行维护保养，如清理风扇电机和清除电路上的灰尘等，检查易损件和易坏部位。根据损坏程度制订更新计划，对于购买周期长的部件需预订，以免影响使用。如果医院工程师水平较高，并有相应的检测仪，可以对设备技术指标进行调试，以确保设备性能安全可靠，同时也可以对日常维护保养给予评价，提醒科室负责人应该注意的问题。

3. 周期性维护保养

周期性维护保养是指设备运行一定时间后，需要厂商工程师对设备进行全面的检查和维护，尤其是在保修期内或设备维修外包期内，周期性保养内容和时间都要写在合同上，以便落实查验。

医院管理层和使用科室不仅要重视设备维护保养工作，而且要充分理解这项工作的复杂性和风险性。举一个典型案例，未及时清理某彩超设备过滤网上的尘土，通风不畅，设备过热导致电路板烧毁，造成不小的损失。这个案例说明保养的重要性，同时也要看到在维护保养过程中存在着一定的风险。在实践中也发生过设备使用良好，经过维护保养后使用者反而觉得不好用，甚至设备损坏。这种现象虽然很少见，一旦发生影响很大，给保养者带来巨大的压力。越是资深的工程师，越对这些工作顾虑重重，甚至抱着多一事不如少一事的心态。为了降低保养过程中的风险，工程师务必重视以下几个事项。

（1）保养时尽量不要插拔电路板，插拔电路板很可能造成电路板与底座接触不良，这种故障没有规律，判断十分困难。

(2) 拔电路板时，一定要注意人体静电，高压静电有可能损坏电路板，工程师应尽量穿纯棉工作服，提前做好人体放电措施。

(3) 各种接头接线插拔连接不要出现差错，对于不太熟悉的设备可以做好标记或拍照，以免发生错插接头的问题。

(二) 医疗设备维护管理

医疗设备维护管理是一个专业领域，其核心是对医疗设备进行检验和校准，以确保设备性能的准确性和安全性。在医学工程学中，通过检验和校准来保障设备质量的过程称为质量控制。质量控制的最终目的是满足现行监督管理条例的要求，确保医疗器械处于良好状态，从而保障使用质量。

尽管质量控制在医疗设备管理中至关重要，但目前关于如何确保在用医疗设备质量的具体办法仍然不足，尚未形成一套完整的管理办法。在检验医疗设备质量方面，目前较为成熟的方法主要有：计量检测和使用专用检测仪。2009 年前后，卫生部医院管理研究所翻译了《临床工程指引：医疗仪器设备临床应用分析评估》一书，引入了风险评估和预防性维修的概念，并推动了一些专用检验仪器的使用，这些仪器用于检测除颤器、呼吸机、监护仪和高频电刀等医疗设备。一些大型医院已经配备了这些设备检测仪，并将其作为检验和校准医疗设备的重要手段。然而，这些检测仪通常价格高且使用率低，未能广泛普及。为了提高设备管理人员的满意度并优化设备维护管理，对医疗设备安全运行具有积极影响，结合研究组对设备的主动性和预防性维护，可保障设备的正常运作，降低医疗设备的故障风险，从而在临床实践中确保医疗安全，提升病患治疗效果。

三、医疗设备维修管理

有关医疗设备售后服务逐渐成为社会和医院越来越关注的问题。近年来，医院感觉到医疗设备售后服务质量下降，突出表现在维修不到位及进行技术封锁等。维修难、维修贵已经成为医疗设备售后服务的焦点问题。为了缓解设备维修问题带来的压力，医院管理者需要注意以下几个问题。

(一) 重视医疗设备售后服务的市场价值规律

在医疗设备行业中，售后服务不仅是制造商对产品责任的延伸，也是其市场竞争力的重要组成部分。20 世纪八九十年代，医院与厂商直接洽谈购买设备，厂商通过提供优质的售后服务赢得医院的信任与口碑，售后服务的好坏直接影响产品的销售。随着政府招标采购的普及和设备价格的公开化，厂商开始将售后服务费用剥离以降低成本，增强投标竞争力。售后服务机构需要有经济效益支撑，因此高额的维修费用显现出来，给医院带来经济压力。

医院往往期望售后服务是低价甚至免费的，但医疗设备维修市场没有免费的“午餐”。投标文件中常见的要求是保修期为 2 年或 3 年，而厂商的保修承诺书通常只有 1 年，这给医院带来了风险。风险主要来自代理商的不确定性，厂家出于自身利益，代理商授权取决于能否和医院签订单。如果代理商不向产品生产公司购买延长保修期，就很难兑现对用户的维修承诺。

因此，医院在采购医疗设备时应充分考虑售后服务的市场价值规律，认识到售后服务的成本和质量是设备采购决策中的重要因素。同时，医院应与厂商或第三方服务提供商建立明确的服务协议，确保售后服务的质量和响应速度，以保障医疗设备的良好运行和医疗安全。

（二）医疗设备维修方式

医疗设备过了保修期，医院维修设备主要有三种方式：医院向生产设备厂商购买保修，向社会第三方购买保修，以医院工程师为主体结合社会力量维修及保修设备。

1. 医院向生产设备厂商购买保修

医院向生产设备厂商购买保修是大型医院维修工作最常用的办法。这种方法简便易行，能有效保障设备的正常运行，只是需要雄厚的资金作为依托，这种购买保修的方式深受厂商的欢迎。医院采购高精尖进口设备时就要对今后高额保修费用做好充分的财务预算和心理准备，以此适应市场价值规律。随着设备的老化，维保费用也不断增加，卖保修利润丰厚且稳定，因此就不难理解为什么近年来医院工程师抱怨厂商进行技术封锁，垄断维修技术和设备配件供应，迫使医院只得选择向厂商购买售后服务保修业务。

2. 向社会第三方购买保修

向社会第三方购买保修是中小型医院常用的办法，更准确地说，此法是向社会化的维修公司购买维修。这种保修方式的优点是经济实惠，极大地降低了维修费用；缺点是这种方式维修价格比较灵活，医院领导要承担较大的风险，同时如果第三方是个人或是经济实力不强的公司，在维修的过程中万一发生设备损坏，可能造成较大的麻烦。

3. 以医院工程师为主体结合社会力量维修及保修设备

以医院工程师为主体结合社会力量维修及保修设备具有快捷、经济和易于管理三大优势。

快捷是医院工程师维修设备的最大优势。医疗设备一旦出现故障，必然对临床诊疗工作带来影响，很可能引起患者不满，甚至投诉。厂商在投标文件上的售后服务时间承诺只是文字上的表述，在实际运作中公司要调配维修工程师、克服交通等问题，再及时的服务也不如本院的工程师能及时到达现场。

经济也是医院工程师维修设备不可或缺的优势。大型设备保修有丰厚的利润，但是一些低值常用设备出现故障，如果也请厂商来维修，则成本非常高。虽然这些设备小，但是也关系到医疗工作的正常运行，这种缺少经济效益的工作只能由医院的工程师负责维护。

外请工程师代表的是公司利益，医院工程师代表的是医院权益，遇到同样的维修问题，医院工程师必然更加尽职尽责。

（三）建立一支高素质的医学工程专业队伍是做好设备维修的必要保障

建立高素质医学工程专业队伍的理念已经得到许多医院管理者的认同，尤其是一些中小型医院受资金不足等问题的困扰，深感培养医院维修工程师的重要性，积极引进医学工程专业人才，才可尽快解决医疗设备维修的问题。

培养优秀的维修工程师是一项长期而艰巨的任务，维修工程师不仅要有相应的专业知识，还要有丰富的实践经验，因此培养一名维修工程师需要较长的周期。目前，外企与医院维修工程师的收入待遇差距较大，这也是影响医院培养人才稳定性的重要因素。

管理也是医院维修工程师的重要职责之一，医院维修工程师还应肩负对外修进行监管的职责。如果设备维修监管完全由厂商控制，那维护医院的经济利益就只是一句空话。设备维修是一项专业性很强的工作，有些设备的零部件十分昂贵，这些零部件该不该更换应该由具有专业知识的医院维修工程师确认，因此不提倡有些医院以行政管理人员替代维修工程师的职能的做法。

给设备建立维修档案是维修工程师快速学习和提高维修技能的好方法。利用文档项目移动功能把同样的设备故障现象进行比对和总结，不仅可以掌握可能出现同样故障的规律，也使得维修处理方法变得十分简便。

（四）医疗设备售后服务问题应该引起社会高度重视

先简要地算一笔经济账，如果不把医院维修人员的人力成本计算在内，按医院向厂商购买保修的市场行情粗略统计，每年医疗设备维修费应为全院设备的总价值的5%～7%，如果全院设备价值为6000万元，那么每年的维修费用预算应该为300万元以上。由此可见，全年的设备维修费用可能不低于某些年份的新购设备的投入。有些大型医院医疗设备的总价值可能为数十亿元，那么每年的维修费用相当可观，对于如此重大的经济支出，应该引起政府有关部门的高度重视。

近年来，政府部门对医疗设备采购管理的重视程度不断提升，并出台了一系列规范措施。具体措施包括以下几个方面。

（1）预算管理与绩效管理。政府部门强调加强预算管理，强化预算刚性约束，并建立预算执行、分析和改进机制。坚持“无预算不支出”原则，落实全过程预算绩效管理。

（2）采购管理。指导意见对耗材、设备、试剂采购进行明确要求，提出要加强采购管理，严格落实国家药品和医用耗材采购政策，明确职责划分与归口管理。确定药品、医用耗材、仪器设备、科研试剂等品类多、金额大的物资和设备的关键管控环节和控制措施。

（3）大型设备采购。严格按规定程序配置各类设备资产，严禁举债购置大型医用设备，规范国有资产出租出借和处置行为，落实定期清查盘点制度。

（4）内部控制监督联动机制。完善内部控制监督的联动机制，将内部控制建立及实施情况与内部审计、纪检监察等其他内部监督机制有效联动，形成监督合力。

（5）售后服务与维修资金监管。政府部门鼓励建立以省级医疗机构医学工程部门为中心向基层医疗机构辐射的医疗器械区域应用示范服务网络，保障医疗器械的可靠使用，减少各类器械意外故障的发生，降低不合理使用造成设备故障而产生的维修、维护和管理成本。

（6）第三方维修服务机构。随着市场越来越开放，以GE为代表的医疗设备生产商以更开放的态度对待自身的技术和备件资源，通过提供“智康保”服务，与第三方维修服务机构合作，为其提供技术培训、远程指导，以及供应备件资源，从而规范第三方维修服务机构的发展。

这些措施旨在规范医疗设备采购流程，确保设备质量，降低维修成本，并提高售后服务的质量和效率。通过这些政策和措施，政府部门希望提升医疗设备的使用效率和安全性，同时减轻医院的经济压力。

第四节　医疗设备的档案管理与报废管理

一、医疗设备档案管理

《医疗器械监督管理条例》第三十六条规定：对使用期限长的大型医疗器械，应当逐台建立使用档案，记录其使用、维护、转让、实际使用时间等事项。记录保存期限不得少于医疗器械规定使用期限终止后5年。

随着信息化的发展，医疗设备信息管理模块已经成为医院信息管理系统（HIS）重要的组成部分，通过扫描设备上的条码，可以获取设备的全部信息，但是这种电子信息再全面也不能替代纸质文件，因此建立医疗设备档案主要是全面收集和整理涉及该设备的所有相关的纸质文件，如论证报告、招标文件、购货合同、安装验收报告、维修记录，以及报废申请和审批等。因此目前信息化管理并不能替代档案管理。

档案管理还规定了技术档案未经批准不得外借等，因此医疗设备档案管理需要投入大量的人力和物力。这些管理工作没有直接的经济效益，医院常把医疗设备档案管理看作一种可有可无的负担，得不到应有的重视。目前，医院医疗设备档案管理主要有集中管理和分散管理。两种管理方法各有优缺点。集中管理的优点是比较规范，资料不易丢失；缺点是需配备人力和借阅不方便等。分散管理的优点是使用方便，缺点是不易宏观管控。

二、医疗设备报废管理

医疗设备报废管理是医院管理中的重要环节，对确保医院资产安全、合规和效益至关重要。医疗设备报废管理主要分为设备报废标准和设备报废手续两个环节，其中报废手续是关键环节。

《医疗卫生机构医学装备管理办法》规定：公立医疗卫生机构处置医学装备，包括报废，应当按照国有资产处置管理有关规定，严格履行审批手续。医学装备处置方式主要包括调拨、捐赠和报废等。长期闲置不用、低效运转或超标准配置的医学装备，应当予以调拨处置。因对口支援等工作需要，公立医疗卫生机构可对外调拨或捐赠医学装备。接受捐赠的医学装备应当质量合格、安全有效。

目前，我国已经出台了医疗设备报废的相关标准。医疗设备报废鉴定是指检测机构对医疗设备设计、生产过程中实施了强制性或广泛性标准要求，并确认医疗设备技术参数符合要求的检验服务。其目的是确认设备已经达到了报废标准，无法再继续使用，并作出相应的处理决策。医疗设备报废鉴定的程度根据医疗设备鉴定的程度不同，可以分为形式鉴定、生产质量体系管理体系认证、产品质量检验、安全性检验等几个部分。

设备报废具体程序应遵循的步骤：临床科室提出申请，填写报废申请表；设备科工程师进行技术鉴定；设备科主任确认；财务部门（资产管理部门）确认；主管院领导确认；院长确认；送财政局国有资产管理部门进行审批。审批通过后，清点报废设备数量，交由财政局授权的物资回收公司处理。

在实际管理中，确保使用科室、设备科和财务部门账物统一是最大的挑战，也是许多医院最容易出问题的地方。在报废过程中设备处理与科室、设备科和财务部门的账目之间不能保持同步，很可能造成账目与实物不符，给医院管理带来难以解决的问题。因此，医院应依据《医疗卫生机构医学装备管理办法》建立健全医学装备档案管理制度，按照集中统一管理的原则，确保档案齐全、账目明晰、完整准确。同时，应加强内部控制监督的联动机制，将内部控制建立及实施情况与内部审计、纪检监察等其他内部监督机制有效联动，形成监督合力，确保医疗设备报废管理的规范性和有效性。

第五节 医院医疗设备管理部门的建设与发展

医疗设备管理科室人员配备与科室建设这个议题，历时近 40 年的实践与探讨，至今仍然面临着许多问题。为了更全面地阐明这个议题，下文简要回顾我国医疗设备发展及相应科室的建设历程。

一、医疗设备发展以及相应科室建设历程

20 世纪 50 年代，医院只有血压计、显微镜、X 射线机等少数医疗设备。20 世纪 60 年代一些国产医疗设备开始兴起，由于在当时的条件下医疗设备简陋，医师治病主要依靠临床经验，医院不会设置相关的医疗设备科室。自 20 世纪 70 年代初开始，美国各医院开始相继成立临床医学工程部，并建立临床工程师和医学工程技术人员国家考试与资格认定制度。1977 年我国恢复高考制度后，高等教育医学院及时捕捉到这一学科前沿的动态，1978 年北京第二医学院（现北京首都医科大学）率先开设了医学工程专业，同时浙江医科大学也开展了同样的教学尝试。1987 年国家教育委员会正式批准首都医科大学建立医学工程系，学制五年。

20 世纪 80 年代，随着我国改革开放的进程，大量进口医疗设备不断被引进，计算机断层扫描、磁共振成像数字减影血管造影、B 型超声检查和血液透析机等现代化医疗设备逐渐成为医院医疗水平的重要标志之一。这些医疗设备在临床的广泛应用，必然孕育而生与之相适应的医学工程专业。随着医学工程的发展，各种专业性的组织和协会相继建立。中华医学会医学工程学分会于 1993 年 10 月在北京召开了成立大会。

中华医学会医学工程学分会积极召开各项学术会议，对推动医学工程发展与建设起到了重要作用。一些学术刊物，如《医疗设备信息》《中国医疗器械信息》等相继问世，成为社会上颇有影响力的期刊。《医疗设备信息》后更名为《中国医疗设备》，为中文核心期刊。

在这种社会发展的大形势下，医院的医疗设备管理人员和科室建设有了跨越式的发展。1987 年，北京市人事局下发文件：凡是在医院从事医疗设备管理和维修的人员，只要在本岗位上工作满 5 年以上的工人可以转成专业技术干部。医院成立药械科，卫生局设立药械处，一些大型医院率先打出医学工程处科室名，医院的医疗设备管理科室人员配备与科室建

设进入了一个黄金发展期。

二、医院医疗设备管理科室建设与人员配备

从20世纪80年代医学工程学科的兴起，到现在已经历时近40年，但是现今医疗设备管理科室的建设与人员配备仍然存在着一些问题，并且这些问题没有得到根本解决。

（一）医疗设备管理科室的名称

医疗设备管理科室名称多样，如医学工程处、器械科、设备科和药械科等。有学者认为医疗器械处（科）为宜。“器”代表了医疗设备，“械”代表了各种手术器械和耗材，这种命名通俗易懂，适用于各种规模的医院。医学工程处（简称“医工处”），是在大型医院较为通用的名称，医学工程适用于学科命名，而医院更重视以科室的职责命名。医疗设备处只局限于对医疗设备的管理与维护，而忽略了医疗耗材是临床医学工程的重要组成部分。

（二）医疗设备管理科室职能

有些医院把医学工程处或医疗器械处归属医院医技科室管理，其职能为负责医疗设备和医疗耗材的采购、技术培训、维修和档案管理等。这种管理方式的优点是设备和耗材从购入到使用、报废实行一条龙服务，由一个管理部门统一管理，对采购和使用中两个环节连接紧密，避免了许多矛盾。这种管理方式对专业人员的配置和培养创造了许多有利条件。

有些医院把医疗设备管理部门一分为二，医疗设备维修工作纳入设备管理科室，而医疗设备和医用耗材采购纳入医院采购中心职责范围，采购中心负责全院各种物资的采购管理。这种管理模式主要源于社会大力提倡的物流管理理论。这种体制管理下有三个特点：一是医院采购中心的职责范围不断扩展，不仅负责采购各种医疗设备和医用耗材，而且负责售后服务，如大型设备的保修等；二是医院设备维修部门的人员配置和工作积极性不断萎缩；三是随着后勤社会化的不断深入和发展，实际上原有后勤物资管理部门的工作量不断下降，而随着医用耗材，尤其是植入性高值耗材的日益增多，医疗器械已经成为采购中心的主要职责范围，为了确保医疗器械的使用安全，对采购中心工作人员的专业知识提出了更高的要求。

采用哪种管理体系取决于医院的实际情况和领导的决策，不论实行哪种管理方式，加强医疗设备专业知识的普及性教育都应该引起高度重视。

（三）医疗设备管理科室人员结构与配置

1. 科室领导

目前，医疗设备管理科室领导结构比较复杂，大多数来自医护人员或党政管理部门。随着科室专业化的不断发展，具有生物医学工程学历的科室骨干日渐成长，今后选聘科室领导也会像其他专业科室一样，专业资质为聘任医疗设备管理科室领导的重要指标之一。

2. 维修工程师

医疗设备维修工程师是科室人员的重要组成部分，对保证设备正常运行和医院的经济效益至关重要，而建立一支高素质的维修工程师队伍是各级医院面临的一个难题。现在，有些中小型医院由于资金和效益问题，开始十分注意培养自己的工程师，这种做法不仅是领导者的明智之举，也是医院工作的实际需求。

3. 普通管理人员

较有规模医院设备管理部门还包括采购、库房、档案、计量和专职会计等管理人员，这些管理人员的组成以有技术职称和有一定的临床实践经验的人员为宜。

(四) 医疗设备管理科室归属

一般医院科室大致分为临床科室、医技科室和后勤行政科室，临床科室和医技科室都是由医护人员和医技人员组成，后勤行政科室由行政干部和工人组成。如果医疗设备管理部门纳入医技科室范围，有望按医技科室规定实行人员配备和享受经济待遇。如果医疗设备管理部门纳入后勤行政科室范围，人员结构相对比较复杂。

三、医学工程专业人员在医院职能展望

展望医学工程专业人员在医院中的作用与职能，应该重点关注以下两点。

(1) 医学工程专业人员在临床诊断和治疗中应该具有操控设备的资质。目前医院医技科室人员操作X射线机和检验设备等都要具有相应的资质，根据医院医疗设备发展和普及的具体情况，医学工程专业人员应该借鉴全科医师认证方式，认证具有操控各种医疗设备的上岗资质，除X射线机和检验设备外，也可以操作血液透析机、呼吸机、碎石机等，以便充分发挥医疗设备在临床诊断和治疗中的作用。

(2) 在医院工作的医学工程专业人员职称应纳入医学技术系列，即技师、主管技师、副主任技师和主任技师。因医学工程专业人员工作性质不宜纳入工程系列，即助理工程师、工程师、高级工程师和教授级工程师。

第四章 医疗设备的使用质量检测技术要求

第一节 医疗设备使用质量检测技术相关标准和方法

一、医疗设备使用质量检测相关的技术标准分类及举例

2018 年 1 月 1 日，《中华人民共和国标准化法》修订后正式实施，明确了我国标准体系由国家标准、行业标准、地方标准、团体标准、企业标准等组成。

（一）国家标准

国家标准是由国家标准化行政主管部门批准并公开发布、对我国经济技术发展有重大意义、需要在全国范围内统一制定的技术要求。其可分为强制性国家标准（GB）、推荐性国家标准（GB/T）和指导性国家标准（GB/Z）。强制性国家标准指涉及保障人身健康安全、生命财产安全、国家安全、生态环境安全及满足经济社会管理基本需要的技术要求。推荐性国家标准是指满足基础通用要求、对各有关行业起引领作用的技术要求，与强制性国家标准相配套。强制性国家标准规定的技术要求是全社会应遵守的底线要求，其他标准技术要求都不应低于强制性国家标准的相关技术要求，国家标准由国家市场监督管理总局及国家标准化管理委员会共同发布。

医疗设备使用质量检测相关的国家标准举例如下。

1. 强制性国家标准

与医疗设备相关的强制性国家标准主要为 GB 9706《医用电气设备》系列标准。该系列标准分为通用标准、并列标准和专用标准。

医疗设备相关的国家标准通常与相应国际标准对应，如 GB 9706.1 对应 IEC 60601-1。国家标准会根据国际标准的修订和版本变化作出修订，替代原有标准。如 GB 9706.1—2020《医用电气设备　第 1 部分：基本安全和基本性能的通用要求》由国家市场监督管理总局、国家标准化委员会于 2020 年 4 月 9 日发布，2023 年 5 月 1 日实施，修改采用了 IEC 60601.1—2012，代替原 9706.1—2007《医用电气设备　第 1 部分：安全通用要求》和原 GB 9706.15—2008《医用电气设备　第 1-1 部分：安全通用要求并列标准：医用电气系统安全要求》。

GB 9706.1—2020《医用电气设备　第 1 部分：基本安全和基本性能的通用要求》规定

了医用电气设备和医用电气系统的基本安全和基本性能的通用要求，适用于医用电气设备和医用电气系统。

考虑到特定的医用电气设备，GB 9706 中的专用标准可能会修改、替代或删除通用标准中的适用要求，并可能增加其他基本安全和基本要求。专用标准的要求优先于通用标准。医用电气设备配套的并列标准业已全部发布，专用标准正逐步发布。已发布的 GB 9706 系列标准见表 4-1。

表 4-1 医疗设备质量检测相关国家系列标准

序号	国家标准号	标准名称
1	GB 9706.204－2022	医用电气设备 第 2-4 部分：心脏除颤器的基本安全和基本性能专用要求
2	GB 9706.222－2022	医用电气设备 第 2-22 部分：外科、整形、治疗和诊断用激光设备的基本安全和基本性能专用要求
3	GB 9706.202－2021	医用电气设备 第 2-2 部分：高频手术设备及高频附件的基本安全和基本性能专用要求
4	GB 9706.213－2021	医用电气设备 第 2-13 部分：麻醉工作站的基本安全和基本性能专用要求
5	GB 9706.224－2021	医用电气设备 第 2-24 部分：输液泵和输液控制器的基本安全和基本性能专用要求
6	GB 9706.225－2021	医用电气设备 第 2-25 部分：心电图机的基本安全和基本性能专用要求
7	GB 9706.236－2021	医用电气设备 第 2-36 部分：体外引发碎石设备的基本安全和基本性能专用要求
8	GB 9706.218－2021	医用电气设备 第 2-18 部分：内窥镜设备的基本安全和基本性能专用要求
9	GB 9706.219－2021	医用电气设备 第 2-19 部分：婴儿培养箱的基本安全和基本性能专用要求
10	GB 9706.226－2021	医用电气设备 第 2-26 部分：脑电图机的基本安全和基本性能专用要求
11	GB 9706.227－2021	医用电气设备 第 2-27 部分：心电监护设备的基本安全和基本性能专用要求
12	GB 9706.208－2021	医用电气设备 第 2-8 部分：能量为 10kV 至 1MV 治疗 X 射线设备的基本安全和基本性能专用要求
13	GB 9706.216－2021	医用电气设备 第 2-16 部分：血液透析、血液透析滤过和血液滤过设备的基本安全和基本性能专用要求
14	GB 9706.229－2021	医用电气设备 第 2-29 部分：放射治疗模拟机的基本安全和基本性能专用要求

续表

序号	国家标准号	标准名称
15	GB 9706.239—2021	医用电气设备　第2-39部分：腹膜透析设备的基本安全和基本性能专用要求
16	GB 9706.265—2021	医用电气设备　第2-65部分：口内成像牙科X射线机的基本安全和基本性能专用要求
17	GB 9706.243—2021	医用电气设备　第2-43部分：介入操作X射线设备的基本安全和基本性能专用要求
18	GB 9706.254—2020	医用电气设备　第2-54部分：X射线摄影和透视设备的基本安全和基本性能专用要求
19	GB 9706.244—2020	医用电气设备　第2-44部分：X射线计算机体层摄影设备的基本安全和基本性能专用要求
20	GB 9706.245—2020	医用电气设备　第2-45部分：乳腺X射线摄影设备和乳腺摄影立体定位装置的基本安全和基本性能专用要求
21	GB 9706.217—2020	医用电气设备　第2-17部分：自动控制式近距离治疗后装设备的基本安全和基本性能专用要求
22	GB 9706.103—2020	医用电气设备　第1-3部分：基本安全和基本性能的通用要求并列标准：诊断X射线设备的辐射防护
23	GB 9706.201—2020	医用电气设备　第2-1部分：能量为1MeV至50MeV电子加速器基本安全和基本性能专用要求
24	GB 9706.228—2020	医用电气设备　第2-28部分：医用诊断X射线管组件的基本安全和基本性能专用要求
25	GB 9706.211—2020	医用电气设备　第2-11部分：γ射束治疗设备的基本安全和基本性能专用要求
26	GB 9706.260—2020	医用电气设备　第2-60部分：牙科设备的基本安全和基本性能专用要求
27	GB 9706.263—2020	医用电气设备　第2-63部分：口外成像牙科X射线机基本安全和基本性能专用要求
28	GB 9706.205—2020	医用电气设备　第2-5部分：超声理疗设备的基本安全和基本性能专用要求
29	GB 9706.206—2020	医用电气设备　第2-6部分：微波治疗设备的基本安全和基本性能专用要求
30	GB 9706.203—2020	医用电气设备　第2-3部分：短波治疗设备的基本安全和基本性能专用要求
31	GB 9706.1—2020	医用电气设备　第1部分：基本安全和基本性能的通用要求
32	GB 9706.212—2020	医用电气设备　第2-12部分：重症护理呼吸机的基本安全和基本性能专用要求

续表

序号	国家标准号	标准名称
33	GB 9706.237－2020	医用电气设备　第 2-37 部分：超声诊断和监护设备的基本安全和基本性能专用要求

2. 推荐性国家标准

推荐性国家标准是指生产、交换、使用等方面，通过经济手段或市场调节，自愿采用的国家标准。尽管推荐性标准为企业自愿采用，但一经企业接受并采用，或各方同意纳入经济合同中，就成为各方必须共同遵守的技术依据；或由企业自我声明符合某推荐性标准时（如在产品包装、说明书上明示），具有法律上的约束性。

3. 指导性标准

指导性标准是指在生产、交换、使用等方面，由组织（企业）自愿采用的国家标准。其不具有强制性，也不具有法律上的约束性，只是相关方约定参照的技术依照，起指导和规范某项活动的作用。

4. 国家职业卫生标准

国家职业卫生标准（GBZ）是专业性的国家标准，以保护劳动者健康为目的，对劳动条件（工作场所）的卫生要求作出的技术规定，是实施职业卫生法律、法规的技术规范，是卫生监督和管理的法定依据。如 GBZ 130－2020《放射诊断放射防护要求》、GBZ 121－2020《放射治疗放射防护要求》、GBZ 120－2020《核医学放射防护要求》等。

（二）行业标准

行业标准是对没有国家标准而又需要在全国某个行业范围内统一技术要求所制定的标准。行业标准由国务院有关行政主管部门制定，并报国务院标准化行政主管部门备案。行业标准不得与有关国家标准相抵触。行业标准由行业标准归口部门统一管理，如卫生行业标准由国家卫生健康委员会归口管理。

医疗设备质量检测相关行业标准主要有：卫生行业标准（WS），由国家卫生健康委员会发布；医药行业标准（YY），由国家药品监督管理局发布。

1. 卫生行业标准

卫生行业标准是医疗机构开展医疗设备质量检测的主要参照依据。部分已发布的与医疗设备质量检测相关的卫生行业标准如表 4-2 所示。

表 4-2　已发布的与医疗设备质量检测相关的卫生行业标准

序号	安全管理规范	序号	质控检测规范
1	WS/T 654－2019《医疗器械安全管理》	4	WS/T 655－2019《呼吸机安全管理》
2	WS/T 602－2018《高频电刀安全管理》	5	WS/T 656－2019《麻醉机安全管理》
3	WS/T 603－2018《心脏除颤器安全管理》	6	WS/T 657－2019《医用输液泵和医用注射泵安全管理》

续表

序号	安全管理规范	序号	质控检测规范
8	WS/T 659—2019《多参数监护仪安全管理》	13	WS 582—2017《X、γ射线立体定向放射治疗系统质量》
9	WS 76—2020《医用 X 射线诊断设备质量控制检测规范》	14	WS 523—2019《伽马照相机、单光子发射断层成像设备（SPECT）质量控制检测规范》
10	WS 519—2019《X 射线计算机体层摄影装置质量控制检测规范》	16	WS 674—2020《医用电子直线加速器质量控制检测规范》
11	WS/T 263—2006《医用磁共振成像（MRI）设备影像质量检测与评价规范》	17	WS 667—2019《机械臂放射治疗装置质量控制检测规范》
12	WS 262—2017《后装γ源近距离治疗质量控制检测规范》	18	WS 531—2017《螺旋断层治疗装置质量控制检测规范》

行业标准会根据技术发展不断修订并替代原有的标准，如国家卫生健康委员会 2020 年 10 月发布的 WS 76—2020《医用 X 射线诊断设备质量控制检测规范》，代替原 WS 76—2017《医用常规 X 射线诊断设备质量控制检测规范》、WS 518—2017《乳腺 X 射线屏片摄影系统质量控制检测规范》、WS 520—2017《计算机 X 射线摄影（CR）质量控制检测规范》、WS 521—2017《医用数字 X 射线摄影（DR）系统质量控制检测规范》、WS 522—2017《乳腺数字 X 射线摄影系统质量控制检测规范》、WS 530—2017《乳腺计算机 X 射线摄影系统质量控制检测规范》和 WS 581—2017《牙科 X 射线设备质量控制检测规范》。

2. 医药行业标准

医药行业标准详情可关注国家药品监督管理局定期发布的医疗器械行业标准公告。近年来，国家药品监督管理局每年组织制修订 100 项左右医疗器械标准，现行有效的行业标准 1564 项，其中强制性标准（YY）303 项，推荐性标准（YY/T）1261 项。

医药行业标准大多数适合医疗器械生产企业使用，检测项目、方法不完全适用医疗机构开展使用质量检测，但也有部分适用于医疗器械使用单位使用质量检测，如 YY/T 0316—2016《医疗器械　风险管理对医疗器械的应用》、YY/T 0841—2023《医用电气设备　医用电气设备周期性测试和修理后测试》等。

（三）地方标准

地方标准（DB）是指对没有国家标准和行业标准而又需要在省、自治区、直辖市范围内统一技术要求所制定的标准。地方标准在本行政区域内适用，不得与国家标准和行业标准相抵触。地方标准为推荐性标准，地方标准的编号由地方标准代号、地方标准顺序号和年代号三部分组成。省级地方标准代号，由汉语拼音字母“DB”加上其行政区划代码前两位数字组成。市级地方标准代号，由汉语拼音字母“DB”加上其行政区划代码前四位数字组成。例如，DB 61/T 1207—2018《在用医用电子内窥镜系统检验规范》是陕西省的地方标准，其中 61 是陕西省地区代码的前两位，1207 是标准的顺序号，2018 是发布年度。地方标准的技术要求不得低于强制性国家标准的相关技术要求，并要做到与有关标准之间的协调配套。地方标准可以通过“地方标准信息服务平台”查询。

（四）团体标准

团体标准是由团体按照团体确立的标准制定程序自主制定发布，由本团体成员约定采用或按照本团体的规定供社会自愿采用的标准。团体是指具有法人资格，且具备相应专业技术能力、标准化工作能力和组织管理能力的学会、协会、商会、联合会和产业技术联盟等依照《社会团体登记管理条例》等规定成立并在民政部登记的社会团体。团体标准是推荐性标准，鼓励企业在自律的基础上，按照标准生产，以提高品质为核心，以质量安全为保证，保障消费者权益，树立产品品牌。团体标准编号依次由团体标准代号、社会团体代号、团体标准顺序号和年代号组成，如中国医学装备协会制定的团体标准 T/CAME 24—2020《数字化手术室建设标准》，T 为团体标准代号，CAME 代表中国医学装备协会，24 为顺序号，2020 为年代号。团体标准的技术要求不得低于强制性国家标准的相关技术要求。

从 2017 年《团体标准管理规定（试行）》发布后，我国团体标准发展很快。团体标准可以通过“全国团体标准信息平台”查询。

（五）企业标准

企业标准是对企业范围内需要协调、统一的技术要求、管理要求和工作要求所制定的标准，是企业组织生产、经营活动的依据。虽然企业标准是我国标准体系中最低层次的标准，但这不是从标准的技术水平的高低来划分的。制定标准时，企业标准的技术要求应不低于行业标准，行业标准又不低于国家标准。

企业标准原则上只是在企业内部有效，但企业标准是针对自己生产的具体产品制定的，相关技术指标往往体现在产品使用说明书和技术参数表中。因此，企业标准在医疗设备使用质量检测中可以作为验收时性能检测指标的参考依据。

（六）计量技术规范

计量技术（JJ）规范由国家市场监督管理总局发布。计量技术规范是测量活动中量值传递溯源，以及计量器具评价的方法、程序、判定等的技术依据，是测量活动的重要技术支撑。计量技术规范主要包括计量检定系统表、计量检定规程、计量校准规范、计量器具型式评价大纲等。根据国家市场监督管理总局 2022 年 6 月 28 日发布的《关于加强计量技术委员会建设的指导意见》，计量技术规范体系以国家计量技术规范为主体，部门、地方（区域）计量技术规范为补充。计量技术规范分为计量检定规程（JJG）和计量校准规范（JJF）。

医疗设备相关的主要计量技术规范介绍如下。

1. 计量检定规程

计量检定规程是计量检定时对计量器具的适用范围、计量特性、检定项目、检定条件、检定方法、检定周期，以及检定数据处理等所作出的技术规定。计量检定规程适用的对象一般是计量法明确规定的强制检定的计量器具（见《中华人民共和国强制检定的工作计量器具检定管理办法》）。国家发布的强制检定的计量器具目录会根据实际情况变化不断调整，2020 年 11 月 10 日国家市场监督管理总局发布了《市场监管总局关于调整实施强制管理的计量器具目录的公告》（2020 年第 42 号），其中包括用于医疗卫生的强制计量管理器具，如

表 4-3 所示。实施强制管理的医疗设备计量器具所适用的国家计量检定规程如表 4-4 所示。

表 4-3 实施强制管理的医疗设备相关计量器具目录（2020 年版）

一级序号	二级序号	一级目录	二级目录	监管方式	强检方式	强检范围及说明
1	(1)	体温计	体温计	型式批准 强制检定	玻璃体温计只做型式批准和首次强制检定，失准报废；其他体温计周期检定	用于医疗卫生：医疗机构对人体温度的测量
14	(18)	血压计（表）	无创自动测量血压计	型式批准 强制检定	周期检定	用于医疗卫生：医疗机构对人体血压的测量
	(19)		无创非自动测量血压计	型式批准 强制检定	周期检定	用于医疗卫生：医疗机构对人体血压的测量
15	(20)	眼压计	眼压计	型式批准 强制检定	周期检定	用于医疗卫生：医疗机构对人体眼压的测量
21	(26)	听力计	纯音听力计	型式批准 强制检定	周期检定	用于医疗卫生：医疗机构对人体听力的测量
	(27)		阻抗听力计	型式批准 强制检定	周期检定	用于医疗卫生：医疗机构对人体听力的测量
22	(28)	焦度计	焦度计	型式批准 强制检定	周期检定	用于医疗卫生：医疗机构、眼镜制配场所对眼镜镜片焦度的测量
23	(29)	验光仪器	验光仪、综合验光仪	型式批准 强制检定	周期检定	用于医疗卫生：医疗机构、眼镜制配场所验光使用
	(30)		验光镜片箱	型式批准 强制检定	周期检定	用于医疗卫生：医疗机构、眼镜制配场所验光使用
	(31)		角膜曲率计	型式批准 强制检定	周期检定	用于医疗卫生：医疗机构、眼镜制配场所测量角膜曲率使用

续表

一级序号	二级序号	一级目录	二级目录	监管方式	强检方式	强检范围及说明
34	(46)	放射治疗用电离室剂量计	放射治疗用电离室剂量计	强制检定	周期检定	用于医疗卫生：医疗机构对人体放射剂量的测量
35	(47)	医用诊断X射线设备	医用诊断X射线设备	强制检定	周期检定	用于医疗卫生：医疗机构对人体进行辐射诊断和治疗
36	(48)	医用活度计	医用活度计	强制检定	周期检定	用于医疗卫生：医疗机构以放射性核素进行诊断和治疗的核素活度的测量
37	(49)	心脑电测量仪器	心电图仪	强制检定	周期检定	用于医疗卫生：医疗机构对人体心电位的测量
	(50)		脑电图仪	强制检定	周期检定	用于医疗卫生：医疗机构对人体脑电位的测量
	(51)		多参数监护仪	强制检定	周期检定	用于医疗卫生：医疗机构对人体心电、脉搏、血氧饱和度等测量

资料来源：国家市场监管总局发布的《市场监管总局关于调整实施强制管理的计量器具目录的公告》（2020年第42号）附录。

表4-4 实施强制管理的医疗设备计量器具所适用的国家计量检定规程

序号	计量检定规程名称
1	JJG 111—2019《玻璃体温计检定规程》
2	JJG 1162—2019《医用电子体温计检定规程》
3	JJG 1164—2019《红外耳温计检定规程》
4	JJG 692—2010《无创自动测量血压计检定规程》
5	JJG 574—2004《压陷式眼压计检定规程》

续表

序号	计量检定规程名称
6	JJG 1141—2017《接触式压平眼压计检定规程》
7	JJG 1143—2017《非接触式压平眼压计检定规程》
8	JJG 388—2012《测听设备纯音听力计检定规程》
9	JG991—2017《测听设备阻耳声阻抗/导纳测量仪器检定规程》
10	JJG 580—2005《焦度计检定规程》
11	JJG 1097—2014《综合验光仪（含视力表）检定规程》
12	JJG 892—2022《验光仪检定规程》
13	JJG 1011—2018《角膜曲率仪检定规程》
14	JJG 912—2010《治疗水平电离室剂量计检定规程》
15	JJG 744—2004《医用诊断 X 射线辐射源检定规程》
16	JJG 1145—2017《医用乳腺 X 射线辐射源检测规程》
17	JJG 377—2019《放射性活度计检定规程》
18	JJG 543—2008《心电图机检定规程》
19	JJG 1041—2008《数字心电图机检定规程》
20	JJG 1042—2008《动态（可移动）心电图机检定规程》
21	JJG 1043—2008《脑电图机检定规程》
22	JJG 954—2019《数字脑电图机检定规程》
23	JJG 1163—2019《多参数监护仪检定规程》

此外，还有部分医疗设备最新调整后虽然已经不在强制计量管理的目录内，但原检定规程依然有效，如 JJG 639—1998《医用超声诊断仪超声源检定规程》等。

2. 计量校准规范

计量校准规范指计量检定规程所不能包含的其他具有综合性、基础性的计量技术要求和技术管理方面的规定，一般针对非强制管理的计量器具。国家市场监督管理总局颁布的一系列医疗设备计量校准规范，针对非强制计量、高风险的医疗设备进行计量校准。表 4-5 是部分已发布的医疗设备相关计量校准规范。

表 4-5 医疗设备相关计量校准规范（部分）

类别	名称	计量校准规范
生命支持类计量器具	呼吸机	JJF 1234—2018《呼吸机校准规范》
	麻醉呼吸机	JJF 1234—2018《呼吸机校准规范》
	注射泵/输液泵	JJF 1259—2018《医用注射泵和输液泵校准规范》
	除颤监护仪	JJF 1149—2014《心脏除颤器校准规范》
	婴儿培养箱	JJF 1260—2010《婴儿培养箱校准规范》
	血液透析机	JJF 1353—2012《血液透析装置校准规范》
	高频电刀	JJF 1217—2009《高频电刀校准规范》
	肺功能仪	JJF 1213—2008《肺功能仪校准规范》
临床检验类医用计量器具	离心机	JJF（浙）1117—2015《医用离心机校准规范》
	显微镜	JJF 1402—2013《生物显微镜校准规范》
	干燥箱、培养箱	JJF 1101—2019《环境试验设备温度、湿度参数校准规范》
	药品冷藏箱	JJF 1101—2019《环境试验设备温度、湿度参数校准规范》
	血液冷藏箱	JJF 1101—2019《环境试验设备温度、湿度参数校准规范》
	水浴锅	JJF 1030—2023《温度校准用恒温槽技术性能测试规范》
	医用热力灭菌设备	JJF 1308—2011《医用热力灭菌设备温度计校准规范》
	尿液分析仪	JJF 1129—2005《尿液分析仪校准规范》
	液相色谱-质谱联用仪	JJF 1317—2011《液相色谱-质谱联用仪校准规范》
	聚合酶链反应分析仪	JJF 1527—2015《聚合酶链反应分析仪校准规范》
	血流变分析仪	JJF 1316—2011《血液黏度计校准规范》

二、医疗设备使用质量检测中标准的适用范围与选择

（一）医疗设备使用质量检测中标准的适用范围

上述各个标准中都有各自的适用范围，在标准“范围”一节中有详细说明。如 WS 519—2019《X 射线计算机体层摄影装置质量控制检测规范》在适用范围中规定：“本标准规定了 X 射线计算机体层摄影装置（简称 CT）质量控制检测的要求和方法。本标准适用于诊断用 CT 的质量控制检测，包括验收检测、使用中 CT 的状态检测及稳定性检测。放射治疗中模拟定位 CT、核医学用 CT 可参照本标准执行。本标准不适用于锥形束 CT，如牙科 CT、乳腺 CT 等；也不适用于专用于头颅检查的移动式 CT。”医疗机构在开展医疗设备使用质量检测中参考的标准选择需要关注标准的适用范围。

（二）医疗设备使用质量检测工作中相关参考标准的选择

1. 选择顺序

关于医疗设备使用质量检测中相关参考标准的选择，在各种标准中国家标准的指标是必须执行的，行业标准只是对该标准相对应的本行业适用，企业标准只是在企业内部有效，选用标准时的顺序为国家标准→行业标准→团体标准→企业标准，要根据具体情况参考决定。如医疗设备的电气安全标准可选择国家标准，如 GB 9706.1—2020《医用电气设备　第 1 部分：基本安全和基本性能的通用要求》。性能检测参考标准首先选择卫生行业标准（WS 标准）（见表 4-2），但是 WS 标准项目较少，也可以参考计量技术规范中的相关内容。

新注册上市的医疗设备，尤其是新颖的医疗设备，往往没有相关的国家标准、行业标准可供参考，根据国务院《医疗器械监督管理条例》，可以按照产品说明书的要求作为质量检测的参考依据。

2. 不同检测的参考标准选择

医疗设备验收检测比较特殊，在满足相应国家标准、行业标准的前提下，由于不同厂家、不同规格型号、不同系统功能配置的医疗设备功能、性能指标差异很大，检测方法也不同，不能按照统一的标准进行检测，可以按照企业标准，根据厂家使用说明书、技术参数表及合同提供的产品性能参数针对性地制定个性化的验收标准。

在状态检测、稳定性检测中选择参考卫生行业标准，可操作性相对更好；计量检测必须按照计量技术规范执行。

3. 检测指标和方法选择

（1）检测指标的选择。医疗设备使用质量检测的目的是保障医疗设备临床使用的安全、有效。选择与临床使用安全性、有效性相关的指标（包括性能指标和功能性指标）是首先要考虑的。

检测指标的可操作性选择方面，医疗设备使用质量检测指标与生产企业的产品检测指标有一定差异，生产企业的产品检测指标在使用质量检测中不一定适用。如医学影像设备性能评价指标生产企业采用量子检出效率，但检测方法的计算太复杂，在医院影像设备使用质量检测中不宜使用，通常选择空间分辨率、低对比可探测能力等指标来反映设备的检测能力。

安全性指标通常包括通用电气安全指标和专用安全指标。例如，超声诊断设备既要考虑电气安全又要考虑声输出安全。针对电安全的指标主要是漏电指标，即患者漏电流、外壳漏电流和对地漏电流，针对声输出安全的指标主要有峰值负声压、输出波束声强和空间峰值-时间平均声强。JJG 639—1998《医用超声诊断仪超声源检定规程》规定："其输出声强一般应不大于 $10mW/cm^2$，对超出 $10mW/cm^2$ 的仪器，应公布其输出声强值，并在明显位置警示'严禁用于孕产妇'；患者漏电流＜$100\mu A$。"

功能性指标的选择，根据临床使用风险，考虑一些功能性的指标检测，尤其是验收检测中要参考产品功能相关指标。

（2）检测方法与工具的选择。医疗设备使用质量检测的方法与工具选择的原则是在保障医疗安全与质量前提下，考虑检测的可行性和可操作性。在医院现场检测环境下，优先选择对检测环境条件要求不过于严格、检测步骤简便易行的方法；在满足检测指标、检测精度的条件下，优先选择通用的多参数检测设备，提高工作效率。

第二节 医疗设备使用质量检测设备的配置、管理与环境要求

一、医疗设备使用质量检测设备（工具）的分类

（一）标准体模

标准体模是一种用模型代替人体的标准化检测设备，常用的标准体模有仿组织超声体模、剂量体模、CT 性能体模、MRI 性能体模、骨密度体模、乳腺体模等。

（二）模拟器

模拟器是模拟人体组织、生理信号和生理参数的一类检测设备，如模拟肺、模拟眼、心电模拟器、血压模拟器、血氧模拟仪等。也有多参数组合的模拟器。

（三）标准物质

标准物质包括化学成分标准物质、物理化学特性标准物质和工程特性标准物质，可以是气、液、固三态，如体外诊断设备的标准质控液（生化分析仪）、标准血（血细胞分析）、标准 pH 值液体、标准气体（O_2、CO_2、N_2O）等。

（四）性能测试分析仪器

性能测试分析仪器用于测试各类医疗设备各项性能参数输出值，以判断被测试的设备性能是否合格，如电气安全分析仪、气流分析仪、高频电刀分析仪、呼吸机/麻醉机检测仪器、X 射线剂量仪等。

（五）测试软件

测试软件用于设置测试各类医疗设备的程序和检测结果的计算、分析。测试软件包括内置软件和独立软件。

二、医疗设备使用质量检测设备的配置

开展医疗设备使用质量检测需要配置相应的检测设备、工具与体模。表 4-6 是医疗设备对应的质量检测设备配置方案。

表 4-6 医疗设备对应的质量检测设备配置方案

设备类型	测试仪器	测试功能描述
常规有源电子医疗设备	电气安全分析仪	电源电压、接地电阻、绝缘电阻、漏电流及导联漏电流测试等
监护类设备（监护仪心电图机等）	生命体征模拟器	模拟心电图波形及呼吸、体温、有创血压等信号
除颤器	除颤器/经皮起搏器分析仪	输出能量、最大能量、心脏电复率、充电时间等测量

续表

设备类型	测试仪器	测试功能描述
呼吸机、麻醉机	气流分析仪	测量潮气量、呼吸速率、吸气与呼气时间比等
输液泵、注射泵	输液设备分析仪	测量瞬时流量、平均流量、阻塞压力等
高频电刀	电刀分析仪	输出功率、电流、频率、波峰因子、高频漏电流等测试
耳温计	耳温枪检测仪	35℃～45℃多点温度检测
婴儿培养箱、辐射保暖台	婴儿培养箱/辐射保暖台分析仪	同步测量湿度、气流、噪声强度和多点温度等
血液透析设备	血液透析检测仪	测量透析液电导率、温度、透析液流量等
超声成像诊断设备	超声成像体模，多普勒仿血流体模，超声功率计	探测深度、轴向分辨力、侧向分辨力、盲区、几何位置示值误差等，血流速度读数准确度、血流探测深度等，超声探头功率输出测量
常规放射影像设备（DR/CR）	X射线质量评估系统，数字X射线成像体模	千伏值、剂量、剂量率、半值层等测量，准直/射束一致性、动态范围、空间分辨率等测量
计算机断层扫描装置	CT机性能检测体模，剂量体模+电离室	定位光精度、扫描架倾角精度、重建层厚偏差等检测，CTDI测量
乳腺成像设备	乳腺机X射线质量评估及乳腺体模	模拟钙化、体内导管的纤维性钙化和肿瘤群，测试乳腺摄影系统性能
牙科成像设备	牙科性能体模	空间分辨力、低对比度分辨力、射线垂直度等测试
数字减影血管造影（DSA）	DSA性能检测体模	动态范围、DSA对比敏感度、DSA视觉空间分辨率等检测
医用磁共振成像（MRI）设备	磁场强度计，MRI性能检测体模	空间分辨率、密度分辨率、信噪比、T_1及T_2值、几何线性等测试

三、医疗设备使用质量检测设备的使用管理

（一）检测设备的计量管理

医疗设备使用质量的检测设备一般属于计量器具，应按照计量器具管理，定期做好检测设备的计量检定、校准工作，保证检测工具的计量准确性、有效性。检定、校准证书和文件作为技术档案资料保管。

根据计量器具管理制度，有下列情况之一的质量检测设备不得使用：

（1）未经检定或检定不合格；

（2）超过检定周期；

（3）无有效合格证书或印鉴；

（4）在有效使用期内发现失准失灵；

（5）未经政府计量行政部门批准使用的非法定计量单位的质量检测设备；

（6）修理后的检测设备未经相关质监部门重新检定或校准。

（二）检测设备的使用管理制度

使用质量检测设备的部门应制定相应的使用操作规程。使用人员必须严格按照说明书有关规定、标准及操作规程操作质量检测设备，不得随意改动质量检测设备的参数和基准，出现问题要及时向管理人员报告，不得擅自拆卸检测设备。

由专人负责质量检测设备的使用与保养工作，负责使用、借用登记。

质量检测设备发生故障时，应及时报设备管理员处理，送专业维修部门检修，使用部门和个人无权擅自修理质量检测设备，维修后的设备须重新送检。

医疗机构使用的各类质量检测设备须建立管理档案，每台设备建卡、建档，内容包括产品名称、型号、生产厂家、出厂时间、出厂编号，以及定期计量检定、校准的合格证书等技术档案。

在用质量检测设备必须有校准证书或合格标记，发现合格证书丢失或超期及时办理补证或送检手续。

（三）检测设备的使用场所管理

依据《三级公立医院绩效考核指标》的要求，医疗机构须配置维修场地，供维修、维护和质量检测。根据医疗机构不同级别、规模可以建立质控检测实验室。

1. 场地选择

根据医疗机构设备配置量配置质控检测实验室，医学工程部门在工作场所设有的专门质控检测场所面积不小于20平方米。三级医院医学影像部门、放射治疗科室、血液透析科室通常配备专职工程师、技师、物理师负责质控检测工作，可以在科室中设置相应的检测工作场所。

2. 管理原则

所有实验室按照“5S”管理原则，质控检测设备按功能分区的标识存放，并做好标识，存放于固定位置。不同的质控检测区域做好功能区域的标识，分区明确，保持整洁。

3. 操作流程

质控实验室墙上张贴质控检测操作流程，操作流程最好张贴于质控检测设备摆放位置上方。

4. 资料管理

质控室配置存档书柜，各类质量检查检测的记录按设备分类和标识存放，包括各类质控检查相关的管理文件。质量检测设备工具每年的计量溯源证书须独立存档。

开展医疗设备使用质量检测信息化管理的单位，应配置计算机、网络设备、数据库，与医疗设备的计算机维护管理系统联网。

第三节　医疗设备使用质量检测人员的配置与资质要求

一、医疗设备使用质量检测人员的配置

（一）医疗机构开展医疗设备使用质量检测人员的配置

医疗机构医疗设备使用质量检测人员的配置是开展医疗设备使用质量检测工作的基本保障，由人员配备适当、组织健全的临床工程部门制订恰当的维护保养计划并进行定期检测维护保养。医疗机构医疗设备使用质量检测人员的配置人数目前没有统一的标准，医疗设备使用质量检测往往与设备维修、预防性维护工作同时进行，工作人员可以是医疗机构医学工程部门或医技科室的技术人员，可以专职或工作分工兼任。具体有两种方式：一是按实际检测工作量考虑质量检测人员的配置，医院医学工程部门根据医疗机构实际医疗设备装备数量，核算实际承担检测工作的工作量，落实人员配置。二是按专业考虑质量检测人员的配置，如血液透析管理相关规定，20 台血液透析机要求配置一名工程技术人员负责透析机的维护工作，三级医院医技科室往往专门配置专业工程技术人员，如放射影像科室的技师、放疗的物理师，负责设备的日常维护、检测。

（二）委托第三方负责医疗设备使用质量检测的人员配置

完全委托第三方负责医疗设备使用质量检测的医院，提供服务的第三方应按照委托协议（合同）合理配置驻院医疗设备使用质量检测的人员和资深专业检测技术人员；部分委托第三方负责医疗设备使用质量检测的医院，医疗机构作为委托方，必须有专职的临床工程人员负责监督与工作考核评价。

二、医疗机构医疗设备使用质量检测人员培训与资质要求

（一）医院医疗设备使用质量检测人员培训

医疗机构从事医疗设备检测的人员应接受过相关培训，了解被测设备的各项检测指标及国家关于医疗设备检测的相关法律法规，如《医疗器械监督管理条例》、《医疗器械临床使用管理办法》（国家卫生健康委员会令第 8 号）、《中华人民共和国计量法》等。卫生行业标准 WS/T 654－2019《医疗器械安全管理》规定：从事医疗器械安全检测的人员，宜具备医学工程专业背景，且应经过相关技术培训并考核合格后从事该项工作。医疗机构应建立医疗器械安全检测的医学工程专业人员的技术档案，技术档案应包括学历、培训经历、资历、职务和技术职称等方面的内容。

目前，国内相关的学会、协会都在组织医疗设备维护的岗位胜任力培训、职业技能培训，以及医疗设备和检测设备的生产厂家针对某一设备的技术培训。培训考核合格后，发给合格证书。

（二）第三方检测机构资质认证

根据相关法律法规，检测机构必须取得相应的资质方可开展医疗设备质量检测和计量检

测。对于第三方检测机构的资质认证主要包括国家认证认可监督管理委员会（以下简称国家认监委）授予的检验检测机构资质认定及中国合格评定国家认可委员会授予的实验室认可证书。

根据《检验检测机构资质认定管理办法》，检验检测机构应当向国家认监委或省级资质认定部门提出认证申请，资质认定部门依据检验检测机构资质认定基本规范、评审准则的要求完成对申请人的技术评审。资质认定包括检验检测机构计量认证。只有通过计量认证并获得授权的机构才可从事计量检测工作和面向社会提供服务。CMA 资质认定证书有效期为 6 年，需要延续资质认定证书有效期的，应当在其有效期届满 3 个月前提出申请。

CNAS 是根据《中华人民共和国认证认可条例》的规定，由国家认监委批准设立并授权的国家认可机构，统一负责对认证机构、实验室和检查机构等相关机构的认可工作，第一方、第二方和第三方实验室均可申请认可。CNAS 参照 ISO-17025 实验室认证体系。ISO-17025 实验室认可体系是由国际标准化组织/合格评定委员会（ISO/CASCO）制定的实验室管理标准，全称为 ISO/IEC-17025：2017《检测和校准实验室能力的通用要求》。ISO-17025 标准的重点是评价实验室校准和检测能力是否达到预期要求。凡通过 ISO-17025 校准实验室提供的数据均具有法律效力，得到国际认可。

第四节　医疗设备使用质量检测类型、程序与流程

一、医疗设备使用质量检测类型

（一）按使用生命周期的不同阶段划分

按医疗设备的使用生命周期，医疗设备使用质量检测包括验收检测、状态检测、稳定性检测、使用前功能检测、维修检测等。

1. 验收检测

验收检测是医疗设备安装完毕或重大维修后，为鉴定其影响质量的性能指标是否符合约定值而进行的检测。医疗设备验收分为商务验收、技术验收和临床验收。验收检测是正式投入临床使用前进行的一种检测，主要属于技术验收范畴。

（1）验收检测的内容。2021 年国家卫生健康委员会《医疗器械临床使用管理办法》（国家卫生健康委员会令第 8 号）第二十一条规定：“医疗机构应当建立医疗器械验收验证制度，保证医疗器械的功能、性能、配置要求符合购置合同以及临床诊疗的要求。医疗器械经验收验证合格后方可应用于临床。”

医疗设备制造商应提供注册的产品技术参数表，包括技术标准、性能指标、检测方法。验收检测内容包括医疗设备各项技术性能、功能指标是否达到医疗设备制造商声明的技术指标或招投标标书响应的技术指标（以两者中指标好的参数为准）。

（2）验收检测的适用标准。因为同一品种不同品牌、不同型号的医疗设备性能技术指标

会有很大的差异。如高端后 64 排 CT 与普通 16 排 CT 性能指标、功能存在明显差异。为了验证新购置的设备是否能达到销售方在采购、招标中允诺的性能指标和功能，在产品满足相应国家标准、行业标准的前提下，应该按照生产厂家提供的产品技术参数表的性能参数和检测方法进行验收检测。生产厂家提供的产品技术参数表的指标一般会高于通用标准。同时，不同医院采购同一类医疗设备的功能配置也不相同，必须参照采购合同的功能配置（包括硬件功能和软件功能）进行验收检测。

在验收检测时，医疗设备供应商代表、使用单位的临床使用人员与工程技术人员均应到场参加。对于大型医疗设备的验收检测，还可以有生产厂家与有资质的检测机构人员参与。

对验收检测中技术性能不达标的情况，应与供应商联系解决，必要时可通过商检索赔方式处理，直到达到要求的技术性能指标。

（3）验收检测的记录。验收检测的实际结果数据记录应由参加检测人员、使用科室人员、设备供应商代表共同签字，并作为技术档案保存。验收检测的各项技术性能指标的检测数据，作为以后状态检测、稳定性检测与质量管理工作的基准数据。

2. 状态检测

状态检测是为评价设备运行状态而进行的检测。医疗设备使用一定时间后，设备性能会发生变化，需要对设备主要技术指标进行全面测试，属于定期性能检测。其目的是确保医疗设备始终处于最佳性能状态，及时发现医疗设备性能的变化程度。它是医疗设备应用质量保证中非常重要的一个措施。

设备状态检测的周期在符合国家有关法律法规、标准规定等的前提下可以根据一定周期执行。状态检测主要是对设备的主要性能指标进行检测，如呼吸机的潮气量、吸呼比、流量等，监护仪的心率、血压、血氧饱和度等。为使每次测试的结果有可比性，要求保证每次测试条件的一致性。此外，在检测方法上应具有可操作性，并规定每一项可接受的允许偏差范围及操作步骤，如果超出，应加以注明。状态检测的检测项目比验收检测的项目相对要少。

3. 稳定性检测

稳定性检测是针对初始状态的性能变化是否符合质量控制标准范围而进行的检测，是对使用中的医疗设备的有关指标进行监控，验证性能指标的稳定性。稳定性检测的检测项目比状态检测少，检测的周期比状态检测短。稳定性检测主要用来确定系统的性能相对初始状态有没有发生超出容许范围的变化，如 CT 定期检测水的 CT 值变化等。稳定性检测结果用该参数的基线值及控制范围来评价，一般由医疗设备使用科室技术人员或指定临床工程人员完成。

稳定性检测的项目、方法和检测周期可根据相关应用质量检测规定，或参照医疗设备生产厂家在技术文件中使用的安全、维护计划的相关规定进行规划，包括每天、每周、每月需要做的日常检测工作等。

表 4-7 列出验收检测、状态检测和稳定性检测比较。

表 4-7　验收检测、状态检测和稳定性检测比较

项目	验收检测	状态检测	稳定性检测
检测目的	检测技术性能是否达到生产厂承诺达到的指标要求	检测性能指标是否达到检测规范或临床应用要求	检测性能指标的稳定性
检测特点	测量由厂方提供的技术指标和关键参数	按相关标准、规范要求的技术参数检测	日常检测
检查项目	按厂方技术文件中提供的测试方法、参数测量	按相关标准规定的方法、参数测量	主要技术参数，按规定的项目参数测量
参加检测部门	生产厂、使用单位或第三方检测部门	保修机构、使用单位或第三方检测部门	使用单位、第三方保修机构
检测时间、周期	第一次投入使用前或重新安装后	不同设备按计划决定定期检测	按计划定期检测或维修后

4．使用前功能检查

国家食品药品监督管理总局 2015 年发布的《医疗器械使用质量监督管理办法》第十三条规定："医疗器械使用单位应当建立医疗器械使用前质量检查制度。在使用医疗器械前，应当按照产品说明书的有关要求进行检查。"为了最大限度降低患者使用风险，医疗设备在每次使用前需要进行质量检查，检查项目相对比较简单，一般不需要使用工具或测试设备。目前很多医疗设备带有自检功能，如除颤器每天自动检测。可以由临床使用人员或驻科室的临床工程师进行操作。使用前检查的结果应该以书面或电子格式记录保存。

5．维修检测

维修检测包括以下两种。

（1）维修中检测。如果临床使用科室发现医疗设备无法在临床正常使用，报修或送修时，医院医工技术人员为了验证是否属于设备故障或是其他因素造成，需要对设备进行检测。例如，比较常见的临床工作中反映多参数监护仪血压检测结果不正确，影响诊断；护理工作中反映耳温计测量体温不正确，等等。临床使用人员无法判断是否出现设备故障，往往会向医院医工部门报修或送修。医工技术人员先对设备进行检测，判断是不是设备本身的问题。若检测结果存在问题，再进一步判断故障原因，进行维修、校正；若检测结果正常，可以进一步分析是不是使用操作问题、使用环境问题或患者本身的因素。

（2）维修后检测。医疗设备维修后，尤其是更换关键部件后性能参数是否达到要求，在重新投入使用之前需要进行检测验证，包括进行电气安全和性能指标的测试。

可以参考相关标准进行医疗设备维修后的检测，如医药行业标准 YY/T 0841－2023《医用电气设备　医用电气设备周期性测试和修理后测试》（该标准 2023 年 9 月 5 日正式发布，替代原 YY/T 0841－2011 标准，在 2025 年 9 月 15 日开始实施），要求在维修后进行电气安全检测；大型医用设备如 CT 设备"大修"更换关键部件，如更换球管、探测器等，要按照 WS 519－2019《X 射线计算机体层摄影装置质量控制检测规范》重新做验收检测，发现性能质量指标不合格时须重新修理直至检测合格。计量设备故障或在计量检定中发现有部

分项目不合格的，在维修后必须重新计量检定，直至达到规定的指标后才能进入正常使用。对维修后部分功能未恢复正常而临床又急需使用的，应有标记提示操作人员对设备功能使用的限制。

维修后安全性能检测的结果应该有书面或电子格式记录保存。

（二）按检测方式划分

按照检测方式，医疗设备使用质量检测可以分为现场检测、实验室检测、自动检测、远程监测。

1. 现场检测

现场检测是指在医疗设备临床使用的现场进行的检测。一些大型医疗设备如CT机、MRI机、加速器等是无法移动的，需要在现场进行检测。

2. 实验室检测

对于一些检测条件（包括环境条件）有相关标准规定的，或须进行批量检测的医疗设备，需要集中到医院医学工程部门或第三方检测实验室进行检测。

3. 自动检测

智能化医疗设备一般具有开机自检、系统故障自测、自动调零、自动校准，以及可设置的自动、定时实施状态检测的功能，这些医疗设备可以采用自动检测。

4. 远程监测

随着物联网的不断普及和技术的广泛推广，物联网技术可实现医疗设备远程、实时工作状态监控，实时警报通知和在线故障诊断分析，尤其是设备使用分布面广、影响面大，需要及时了解设备状态的情况，如自动体外除颤器（Automated External Defibrillator，AED）。目前各个城市已经在人员密集的场所开始配备AED，需要实时了解AED的工作状态，人工巡回检测几乎不可能实现，AED远程监测系统将AED蓝牙传输功能与专用路由器及用户终端进行三位一体的有机结合，实现对AED进行有效管理和状态监测。通过网站、微信服务号等方式获取AED相关信息后，用户就可以在终端（如电脑、手机）对AED进行有效的管理和状态监测。

（三）按检测性质划分

按照检测性质，医疗设备质量检测可分为计量检测和使用计量检测。

1. 计量检测

医院根据《中华人民共和国计量法》规定对计量器具实施法治化管理。医疗机构使用的医疗设备中有一部分属于计量器具。医学计量是计量学与医学的结合，它是以传统计量科学为基础，结合医学领域广泛应用的物理、化学及相关医疗设备检测而建立起来的体系，主要用于医学领域的质量保障。

计量检测是通过对计量对象的对应参数进行一系列的测试，从而得到某种结果的过程。计量检测可分为以下三种。

（1）计量检定。用高一等级准确度的计量器具对低一等级的计量器具进行比较，以达到全面评定被检计量器具的计量性能是否合格的目的，主要针对强制性检定计量器具。计量检定是按照国家计量检定规程的规定，查明和确认计量器具是否符合法定要求的过程，包括检测、加标记和出具检定证书。计量检定工作由法定计量技术机构承担。计量检定是一个自下而上的量值溯源过程。

（2）计量校准。它是指被校计量器具与高一等级的计量标准相比较，以确定被校计量器具的示值误差的全部工作。计量校准是按照计量校准规范的规定，评定计量器具是否符合规定要求，以确保被测量的测量结果单位量值的统一准确。计量校准是一个自上而下的量值传递过程。

（3）计量比对。是指在规定条件下，对相同准确度等级的同类基准、标准或工作计量器具之间的量值进行比较，其目的是考核量值的一致性。计量检定和计量校准的区别如表4-8所示。

表4-8 计量检定和计量校准的区别

项目	计量检定	计量校准
检测性质	强制性的执法行为，属于法制计量管理的范畴	不具有强制性，属于组织自愿的溯源行为
检测对象	《实施强制管理的计量器具目录》中“强制检定”的计量器具	强制性检定之外的计量器具
适用标准	国家计量检定规程	国家计量校准规范
检测目的	属于自下而上量值溯源	评定计量器具是否符合规定要求，是自上而下的量值传递过程
检测方式	必须到有资格的计量部门或法定授权的单位进行检定。检定的周期必须按检定规程的规定	可以采用组织自校、外校，或自校与外校相结合的方式。校准周期由组织根据使用计量器具的需要自行确定
检测结论	依据JJG规定的量值误差范围，给出测量装置合格与不合格结论	只是评定测量装置的量值误差，确保量值准确，不要求给出合格或不合格的判定

2. 使用质量检测

医疗设备使用质量检测是验证医疗设备在使用过程中的功能、性能和安全性的过程，其从医疗质量管理角度保障医疗质量和患者安全，是医疗质量管理的一个重要环节，是医疗质量控制的内容，是从医疗技术管理角度保障医疗设备使用中的安全、有效的技术手段。医疗设备使用质量检测一般由医院医学工程部门负责管理，由医院有资质的临床工程师具体执行，或委托医疗器械生产企业或有资质的第三方服务机构完成。

医疗设备使用质量检测包含功能性检测、性能检测和安全性检测，在实际工作中通常与预防性维护工作一起开展。同时，由于医疗设备的差异性，在检测项目、检测方法方面除了参考相关标准外，还要参考生产厂家使用说明书的要求，个性化设计使用质量检测的程序。本章主要论述使用质量检测的相关内容。

3. 计量检测与使用质量检测的关系和差异

医学计量检测与使用质量检测的目的都是对医疗设备的使用质量进行控制，保障医疗设备使用质量。两种检测既有相关性又有差异性，国内医疗设备使用质量检测主要是依据产品质量法、医疗器械监督管理条例、医疗器械临床使用管理办法及医疗设备的相关管理标准等，在实际操作中有些是参照医疗设备的使用说明书、出厂参数等要求进行检测，检测的范围包含所有临床在用的医疗设备，检测的项目包含与临床诊疗质量、安全有关的大多数内容。医学计量依据的是《计量法》，针对医疗设备中属于法定计量器具部分，主要检测参数的具体量值与不确定度。从某种意义上说，医学计量检测可以看成医疗设备质量检测内容中与“量”有关内容的单独成系统的检测，主要目的是保障医疗设备量值的准确。质量检测与医学计量各内容相互补充，共同为临床医疗服务提供强有力的支持和安全保障。计量检测与使用质量检测的关系和差异如表 4-9 所示。

表 4-9　计量检测与使用质量检测的关系和差异

项目	计量检测	医疗设备使用质量检测
目的	保障医疗设备量值准确	保障医疗设备使用安全、质量
适用法规	《中华人民共和国计量法》	《医疗器械监督管理条例》《医疗器械临床使用管理办法》《医疗器械使用质量监督管理办法》等
检测范围	中华人民共和国依法管理的计量器具目录中的医疗设备	所有在用医疗设备
检测性质	法定检测	医疗质量控制
检测项目	具体量值与不确定度	临床诊疗安全、质量有关的内容
检测周期	按照计量检定规程和计量校正规范规定的周期	根据制造商规定的维护检测周期或在此前提下，结合风险评估来增加或设置检测频次

相较国际医疗设备使用质量检测和计量检测，中国起步较晚，检测的标准涵盖不全面，专用的检测标准器具不足，暂时不能满足日益发展的先进医疗设备的质量、安全检测工作的需要，有待进一步完善。

（四）按检测内容划分

按照检测内容，医疗设备使用质量检测可以分为安全性检测、性能检测、功能检测等。

1. 安全性检测

医疗设备安全性检测可以分为电气安全检测和使用环境安全检测两个方面。

（1）电气安全检测。电气安全检测是有源医疗器械安全性检测的强制性要求。根据国家强制性标准 GB 9706.1—2020《医用电气设备　第 1 部分：基本安全和基本性能的通用要求》，不同医疗设备又有不同的专用要求（表 4-1）。由专门的电气安全性能测量仪器完成电气安全检测。

在医用电气安全领域，电气安全检测是确保医疗设备在使用过程中不会对患者和医护人员造成安全隐患的关键环节。依据国家和国际标准执行这些检测项目，主要包括以下六个方面。

①接地电阻测试。评估电气系统的接地效果，确保在发生故障时电流能够安全流向地面，保护人员和设备不受电击伤害。

②绝缘电阻测试。测量设备绝缘材料的电阻值，判断其是否能够承受预期电压而不发生击穿，预防电气火灾和设备损坏。

③外壳漏电流测试。确保设备外壳的漏电流在安全范围内，防止对患者和操作人员造成电气伤害。

④对地漏电流测试。检测设备对地的漏电流，评估设备的安全性能。

⑤患者漏电流测试。确保设备在接触患者时的漏电流符合安全标准，保障患者安全。

⑥患者辅助漏电流测试。评估与患者辅助相关的漏电流，以保障患者安全。

这些检测项目有助于减少设计和使用不当引起的医疗事故，确保医用电气设备的安全性和有效性。在实际操作中，应严格按照国家和国际标准执行这些检测项目，确保检测结果的准确性和可靠性。

（2）使用环境安全检测。医疗设备使用环境安全检测包括使用环境对医疗设备使用安全性的影响因素和医疗设备使用时对环境安全的影响因素两个方面。前者包括环境噪声、电磁干扰等可能影响设备正常使用的检测；后者包括医疗设备使用造成环境污染的安全风险，以及电磁、电离辐射等对使用环境中人员（包含患者或工作人员）安全风险的检测。

医疗设备使用环境的安全检测遵循国际和国内的相关标准，确保设备在临床使用中的安全性和有效性。国际标准 IEC 60601-1《医用电气设备　第一部分：安全通用要求和基本准则》是评估医用电气设备安全性能的重要依据，它详细规定了医用电气设备和系统的基本安全和基本性能要求。该标准涵盖了从设备设计、制造到使用的各个环节，包括但不限于电气安全、机械安全、辐射安全以及软件安全等方面。

在国内，国家标准 GB 9706.1《医用电气设备　第 1 部分：基本安全和基本性能的通用要求》与 IEC 60601-1 标准相对应，为中国市场上的医用电气设备提供了具体的安全和性能要求。这些要求旨在确保设备在预期使用条件下的安全性，减少对患者和操作者的风险。

此外，国家卫生健康委员会发布的行业标准 WS/T 654－2019《医疗器械安全管理》，进一步明确了医疗器械安全管理的要求，包括环境与设施控制、人员要求、过程控制及安全与性能检测等方面，为医疗设备使用环境的安全检测提供了具体的操作指导和标准。

2. 性能检测

性能检测是对医疗设备的各项性能参数的量值、精度是否符合相关标准要求的检测。不同类型、不同型号、不同厂家的医疗设备性能参数、指标会有很大差异，在验收检测中应要按照厂家使用说明书的性能指标要求进行检测。属于计量器具管理的医疗设备在使用质量检测工作中，性能检测的工作内容往往与计量检测的工作交叉、重叠，计量检测中与使用质量检测相同项目的检测结果数据应该可以互认，可以作为使用质量检测相关的性能检测结果数据。

医疗设备使用质量检测中性能检测的项目、检测方法和具体要求，需要参考相关的标准要求，在保障医疗设备临床使用安全、有效的前提下，以及根据医院环境、条件下实施检测的可行性和可操作性，选择检测项目和参数。

3. 功能检测

功能检测有报警功能检测、设置功能检测和配置功能检测，这些功能通常涉及医疗设备使用的安全性、有效性，在使用质量检测中是一项重要检测内容。功能检测的指标一般是定性的，通过模拟实际工作状态检测或开机检查，检测各项功能是否正常。

（1）报警功能检测。为了保障医疗设备使用安全，医疗设备产品设计时应设置各种报警功能，在产品使用说明书中有专门描述。报警功能分为生理报警和技术报警，报警功能的检测也就是针对这两个方面的检测。

生理报警通常是患者状态相关的报警功能，尤其是生命支持、急救设备，如呼吸机、监护仪、静脉注射泵等。如在重症监护室当患者出现病情变化，监护仪发现患者心率、血压、血氧饱和度异常，监测值超出监护仪设定范围上下限或检测到患者的危险状态信息，监护仪应发出声或光报警、信息显示、参数闪烁等，提醒医护人员采取必要的医疗干预。生理报警功能检测一般是模拟患者生理参数的阈值，验证设备报警功能是否正常。

技术报警也称为系统错误信息报警，是指操作不当或设备系统故障而造成医疗设备工作状态异常或无法正常运行，设备在屏幕中出现声、光和故障代码提示等报警信息。如监护仪的导联电极脱落，呼吸机管道漏气，供气压力、流量异常，血液透析器渗血，输液泵管路气泡、输液速度异常等情况，报警方式有声或光报警、显示参数闪烁提示等。有些工作状态异常会造成设备损坏，如 CT、DSA 的 X 射线球管过热报警、MRI 制冷和液氦泄漏报警，除了发出报警信息外，有的设备还有停机保护功能。此外，还有电池、电源供电异常报警等。

（2）设置功能检测。设置功能检测是指检测医疗设备使用操作相关的可设置功能是否正常，包括硬件、软件，如参数调节、设置，工作模式设置，存储打印功能，内置计算机系统软件操作功能等。设置功能检测是“个性化的”，不同类别、不同型号的医疗设备的操作功能是不同的，尤其是软件操作功能，必须按照医疗设备使用说明书的要求测试。操作功能检测在验收检测时是必需的。

（3）临床配置功能检测（验收检测适用）。医疗设备采购时医院会根据临床的需求配置各种硬件和功能软件。

硬件配置功能，如超声诊断设备与临床应用相关的各种超声探头配置，多功能监护仪配置的功能模块配置，CT 配置的球管热容量、探测器宽度、排数，MRI 的线圈配置，以及射频发射功率、梯度系统配置等。

软件配置功能，如 MRI 的各种功能成像配置（如磁共振血管成像、磁共振水成像、弥散加权成像、弥散张量成像、脑功能成像、灌注加权成像、磁共振波谱成像等），CT 临床应用软件（如 CT 血管成像、多平面重建、任意曲面重建、最大密度投影、最小密度投影、表面三维重建、低剂量肺扫描软件等）。

这些软、硬件配置在医疗设备验收检测时需要按照采购合同的配置清单逐项验证，软件功能需要临床实际操作验证。

二、医疗设备使用质量检测周期

医疗设备使用质量检测周期应该根据制造商规定的维护检测周期制定，或在此前提下，结合风险评估来增加或设置检测频次。对于相关国家标准或行业标准有明确要求的，按照标准规定的周期进行检测。

（一）按照生产厂家使用说明书的要求确定

《医疗器械监督管理条例》规定，医疗器械使用单位对需要定期检查、检验、校准、保养、维护的医疗器械，应当按照产品说明书的要求进行检查、检验、校准、保养、维护并予以记录，及时进行分析、评估，确保医疗器械处于良好状态，保障使用质量。因此，按照生产厂家医疗设备使用维修手册的建议确定检测周期是一种可行的方式。具体生产厂家医疗设备使用维修手册中没有明确时，应该向生产厂家售后服务部门咨询。

（二）按医疗设备风险等级确定

根据《医疗器械监督管理条例》等相关法律法规，我国将医疗器械分为高风险、中风险、低风险和极低风险四个等级。国务院药品监督管理部门负责制定医疗器械的分类规则和分类目录，并根据医疗器械生产、经营、使用情况，及时对医疗器械的风险变化进行分析、评价，对分类规则和分类目录进行调整。检测和预防性维护（IPM）周期可以根据设备本身的风险等级来决定（见表 4-10）。

表 4-10　备风险等级与检测周期

风险分值	风险等级	描述	举例
3	高风险（Ⅲ）	生命支持设备	除颤器、呼吸机、临时起搏器、主动脉内球囊反搏泵
2	中等风险（Ⅱ）	复杂的监护、诊断、治疗设备	监护仪、注射泵、心电图机
1	低风险（Ⅰ）	使用线电压的辅助性护理、治疗设备	立式单头无影灯
0	极低风险	对不用电的康复器材，低电压或用电池驱动的设备	检眼镜、咽喉镜、姿势矫正镜

表 4-10 列出的只是一个基本的检测周期确定方式，实际操作中可以结合故障情况、重要程度及厂家的建议设定，如血液透析机每月进行一次基本性能的检测，病房卫生间的患者呼叫铃每三个月检查一次。

（三）按照风险评估结果的风险值确定

通过对每台医疗设备的风险评估，确定其风险的高低程度，决定检测周期。而风险评估的方法又有多种，如通过量化每台设备的风险值来判定或通过分类来确定风险，各个医疗机构可根据自身的实际情况开展评估。下面就上述提到的两种评估方法进行介绍。

1. 通过量化风险值的评分系统来确定预防性维护周期

目前在国际上比较流行的做法是量化风险值的评分系统进行检测频率的评估（见表 4-11）。

表 4-11　医疗设备综合风险评分系统

评分标准——每个类别选择一个分数	权重	分数
设备的临床功能		
不接触患者	1	
设备可能直接接触患者，但是并不起关键作用	2	
设备用于患者疾病诊断或直接监护	3	
设备用于直接为患者提供治疗	4	
设备用于生命支持	5	

续表

评分标准——每个类别选择一个分数	权重	分数
设备故障风险		
设备故障不会导致风险	1	
设备故障导致低风险	2	
设备故障会导致治疗失误，诊断错误或对患者监护失效	3	
设备故障可能导致患者或使用者的严重损伤乃至死亡	4	
预防性维护（PM）对设备的影响		
维护或检查对设备可靠性没有影响	1	
PM 对避免常见设备故障的作用不明显	2	
PM 能提示设备故障类型	3	
PM 能避免常见设备故障	4	
特定的规定或制造商要求进行的 PM 或测试	5	
事故历史		
没有显著的事故历史	1	
存在显著的事故历史	2	
制造商/管理部门的特殊要求		
没有要求	1	
有独立于数值评级体系的测试要求	2	
总分		
设定：0.0x　0.5x　1x　2x　3x　4x（次/年进行测试）		

总分在 13 分以上的设备，被定义为每半年进行一次测试。总分在 9～12 分的设备，被定义为每年进行一次测试。总分在 8 分以下的设备不需要进行年度测试，可以进行两年一度的测试，或不需要定期测试，其频率取决于临床应用的情况。

2. 检测周期的动态调整

医疗设备检测工作执行一段时间后须及时对已有的检测和预防性维护计划和系统进行评估和分析，若有必要，及时调整，作出修改，但不应低于使用说明书的要求。在充分合理利用有限的资源及有限的人力和物力的基础上，应首先保证风险等级高的医疗设备的检测和维护。具体可从以下两个方面加以评估。

（1）检测频率是否合适。需对检测及预防性维护计划执行结果的反馈信息进行综合分析，再结合经验，参考表 4-12 中各个因素来评估现行检测频率是否太高或太低。各医疗机构的医学工程部门需要根据评估结果进行检测周期的调整。

表 4-12　检测频率合理性评价

检查频率过高	检测频率正常有效	检测频率过低
每次检测时设备安全、性能总是良好	每次检测结果安全、性能参数基本正常，仅需要略微调整，但不影响设备使用	检测后发现国际参数不正常，需要调整、定标，否则影响设备正常使用效果

（2）检测内容是否合适。根据检测工作反馈的信息分析，除了 IPM 计划和制度是否合理、是否起到保障设备使用安全质量以外，还应检查检测内容是否得当、是否有忽略的部分，但不应低于使用说明书的要求。例如，除颤监护仪内的可充电电池须周期性维护，如果 IPM 计划没有包括对电池的检查，电池引发的故障发生安全的风险会增加，检测内容需要调整。

三、医疗设备使用质量检测工作程序与流程

（一）程序设计基本要求

为了保证医疗设备使用质量检测工作正常进行，工作开展前医院临床工程部门必须选择或编写检测工作程序。选择或编写工作程序的过程通常要求编写人员熟练掌握医疗设备的技术性能和相关程序模型设计。在为旧设备或新设备开发新的程序时，最好用制造商的使用说明书中有关的维护要求作为基准程序。

（二）不同检测维护工作程序要求

医疗设备使用质量检测分为计划性检测和非计划性检测。

1. 计划性检测工作程序

计划性检测维护是按计划定期维护的模式，国内相关检测标准中也称为状态检测和稳定性检测，在具体实施中，通常是与 PM 一起进行的，即 IPM。

计划性检测维护工作程序可以根据世界卫生组织医疗设备维护管理的要求或建议总结制定，WHO 要求 IPM 工作程序如下：

（1）医院临床医学工程部门可以基于相关标准和（或）制造商使用说明书的建议要求，制定 IPM 工作程序、流程，内容包括检测项目、周期、检测方法、检测工具等。具体工作应依照既定的程序完成。

（2）列入 IPM 计划的设备应该按事先程序认定维护日期，安排工作任务，维护工作任务列表可以由医疗设备的 CMMS 自动生成。

（3）IPM 任务工作订单生成后，应分配给指定的临床医学技术人员，负责执行检测和预防性维护，以及其他重要的观察。

（4）当 IPM 工作成功完成后，负责的临床工程技术人员应生成文档记录，录入 CMMS 保存，设备将收到一个打印的 IPM 标签或其他指示及其维护状态的标识。

（5）当 IPM 和文档完成，工作订单将在记录和（或）CMMS 内被更新。

（6）如果预定工作无法完成（如使用中的设备、设备无法定位），原因被记录在工作订单内。这项工作将在稍后日期跟进。

(7) 如果IPM由外部服务供应商完成，医疗机构临床医学工程部门将通知服务供应商并安排维护服务。当维护和文档完成后，工作订单随后在记录和（或）CMMS中被更新。

(8) 需要IPM但仍在使用中的生命支持设备被安排在从患者处移除后才进行检测维护。技术人员应与临床部门紧密合作尽快安排维护。

(9) 安排IPM但无法定位的设备，只能在共同努力定位之后才能认定为“无法定位”，设备所有者已经尽全力试图定位并且临床医学工程主管/管理者已经核准了该设备通过这种方式被标注。

(10) 为了确保IPM质量，技术人员的能力、IPM的正确执行、程序和实践可操作性需要临床工程管理部门评估。

(11) 维护完成率和其他使用质量或性能相关的数据将至少在每个季度报告至医院医疗器械临床使用管理委员会或临床工程部门负责人员。

2. 非计划性检测工作程序

医疗设备非计划性检测工作包括验收检测和维修检测，无法按照计划安排给定工作时间。

(1) 验收检测工作程序。验收检测是所有进入医院的临床使用的医疗设备在初次使用前必须进行的功能检测和性能检测。通过这些测试、评估，验收信息被记录并添加到医院设备台账信息和（或）设备的维护管理系统中。验收检测应覆盖所有临床工程部门负责的临床使用医疗设备，不论所有权在哪里，在被允许进入医院使用之前必须通过验收检测。所有权种类包括医院所有购置的医疗设备、用于示范或临床试验评估进入临床使用的医疗设备、捐赠/租赁的医疗设备。

当被通知医院收到新进入的临床使用医疗设备后，临床工程部门将启动一个验收工作订单。临床工程部门为确保新购置设备进行验收检测工作，要完成如下工作程序。

①检查核实合同配置中能正常操作的所有功能、规格（包括硬件、软件是否与合同配置清单一致）。

②检查设备附带的标签和证书是否齐全，如操作手册和技术服务手册、图表，以及设备的预期用途的安全性和适用性已被国家或国际公认的测试实验室验证的合格证书。

③功能检测：验证设备的功能可操作性，检查合同或制造商的技术文件内配置的所有功能（包括软件功能）是否可以正常使用。

④检测各种报警功能是否正常（包括各种屏幕提示、声光报警）。

⑤检测电气安全。是否达到国家电气安全的通用、专用标准的要求。

⑥检测各项性能指标。是否达到制造商的技术文件的要求。

⑦如果设备通过了所有功能、安全、性能检测，医工人员将在设备可见的位置贴附临床设备维护检测标签或其他标识。

⑧执行验收检测的临床工程技术人员负责建立初始检测文档记录，录入设备的维护管理系统保存。

(2) 维修检测工作程序。维修检测工作程序分两种情况：一是维修前判断和发现故障进行必要的检测。二是维修后验证设备安全、性能和功能性指标是否达到使用要求的检测。

医疗设备临床使用中使用人员发现设备不能正常使用时，会向医工部门报修或送修，尤其是发现患者检测结果、参数异常，如患者监护仪无创血压检测值异常、耳温计测量结果不正确等，医工人员无法判断是设备问题，还是使用操作问题、患者因素或使用环境问题，维修前须进行必要的检测来判断和发现故障原因。

医疗设备维修以后，尽管能正常开机工作，但可能存在下列隐患：一是由于维修人员的技术水平、工作疏忽，一些安全性、功能性问题（包括警报系统失效）维修时没有及时发现；二是在更换零部件后，如各种传感器，特别是更换使用非原厂的零部件，由于零部件参数匹配不一致，可能出现性能指标达不到要求；三是医疗设备大修、更换关键部件后，如更换 CT 球管、扫描架滑环等，需要测试校正。以上问题都需要通过安全、性能和功能检测来验证维修后的医疗设备的安全、性能和各项功能是否达到要求。如果检测结果各项指标符合要求，该设备就可以投入使用；如果检测结果发现部分安全、性能和功能性指标不合格，就需要重新检测维修、校正，直到各项指标符合要求。

（三）使用质量检测工作流程

医疗设备使用质量检测工作的流程包括检测前准备、安全性检测、性能检测、功能检测、检测结果记录与分析 5 个部分。

1. 检测前准备

（1）检测环境准备。

①检测环境温湿度要求。工作场所检测环境温湿度应符合检测设备使用说明书要求，如耳温计检测环境温度应为 15℃～25℃，相对湿度应为 45%～75%（空调环境）。

②检测环境电源要求。检测环境的供电电源的电压、电流符合要求；电源插座接地线、“左零右火”必须符合要求，否则会影响检测工作的正常进行，尤其在电气安全性检测时。

（2）被检医疗设备和检测设备（含工具、模块、软件）信息登记。

检测前，通过人工记录被检测医疗设备和检测设备的名称、型号、设备编号、使用科室等信息，录入纸质原始记录表单或登录电子记录表单。在实现信息化管理的条件下也可以通过扫码［医疗器械唯一标识（Unique Device Identification，UDI）、医院设备编码二维码、射频识别（Radio Frequency Identification，RFID）］方式，自动生成被检医疗设备和检测设备的相关信息。

（3）外观检查。按照一般设备检查程序和使用说明书中所描述的要求，在性能检测前检查设备可能影响检测结果的外观状态。

①查看医疗设备出厂标签、医院资产标签或 UDI 标签是否完整，记录下设备名称、生产厂商、规格型号、出厂日期、出厂序列号，以及使用科室、资产编号、启用日期等基本信息。

②检查设备外壳是否损坏，操作面板、控制按钮、旋钮是否存在破损或影响正常操作，机械部件功能操作是否正常，如婴儿培养箱的轮子是否稳固、升降功能是否正常，舱门、操作窗门打开关闭是否正常。

③查看设备配置的传感器、探头、工作部件电缆的外观有无损坏；检查电源接口、电源线、插头是否连接牢靠，以及外观是否破损等是否存在影响其电气安全性能的机械损伤（如

电源线绝缘层脱落等)。

发现有上述异常状况，可能影响检测工作开展，应先处理、维修或更换后再进行检测。

(4) 通电检查。

①检查电源开关是否正常，如接通电源后，电源指示灯是否点亮。

②是否通过自检，如屏幕显示是否正常，是否出现故障代码、报警信息(声光报警)等。

③自检通过后，检查操作面板的各个旋钮、按钮(含软按键)的调节、参数设置、调节功能是否可正常操作。

④特定产品、型号的产品检查要求，参考医疗设备使用维护手册，完成制造商说明书要求的每一步骤，检查发现的问题(不合格项)。

发现有上述不正常的状况须在性能检测前进行校正、维修。

2. 安全检测

电气安全性检测是所有有源医疗器械强制性检测项目。美国、欧洲国家和世界其他地区都已经制定了电气安全标准，各地的标准具有各自不同的判别准则、测量方法和协议。我国对医用电气设备的电气安全制定了 GB 9706 系列标准，包括基本安全的通用要求和专用标准。

医疗设备电气安全检测执行的通用要求是 GB 9706.1—2020《医用电气设备　第 1 部分：基本安全和基本性能的通用要求》，不同医疗设备的专用电气安全标准如表 4-1 所示。

此外，医院在电气安全检测中使用的标准还有行业标准 YY/T 0841—2023《医用电气设备　医用电气设备周期性测试和修理后测试》，对标国际标准 IEC 62353：2007，它与 GB 9706.1—2020 相似，适用于医院开展医疗设备电气安全性检测。

3. 性能检测

性能检测有以下三个步骤。

(1) 被检测医疗设备与检测设备正确连接。

(2) 工作模式和参数设置。

在性能检测时，被检测设备和检测设备在很多情况要先设置工作模式和参数。如有些设备检测时先要进入维修模式或校正模式；CT 设备检测要选择扫描模式(轴扫描或螺旋扫描)、扫描参数设置(kV、管电流时间积、FOV 等)、图像重建模式设置(标准重建、高分辨重建)；MRI 设备检测要设置扫描序列；呼吸机检测要设置通气模式、潮气量；耳温计检测仪温度测量设置点依次为 35.0℃、37.0℃和 41.5℃三点等。

(3) 检测操作步骤执行。按照检测设备(包括体模、软件)使用操作说明的操作步骤完成全部检测工作。

4. 功能检测

功能检测包括报警功能检测和设置功能检测。报警功能检测包括生理报警和技术报警功能检测。设置功能检测包括可调节、设置参数检测，工作模式设置，存储打印功能等检测。

5. 检测结果记录与分析

检测结果数据录入原始记录表单或人工录入信息系统，通过软件自动完成检测结果记录，自动生成数字化检测结果表单（见本章第五节）。被检测设备检测结果需要判定安全、性能指标是否合格：检测结果合格，在被检测设备上粘贴检测合格标记，可以在临床使用，如图 4-1 所示；检测结果不合格，需要进行校正、维修后重新检测，直至达到合格标准为止。无法达到合格标准的，可以考虑申请报废处理。

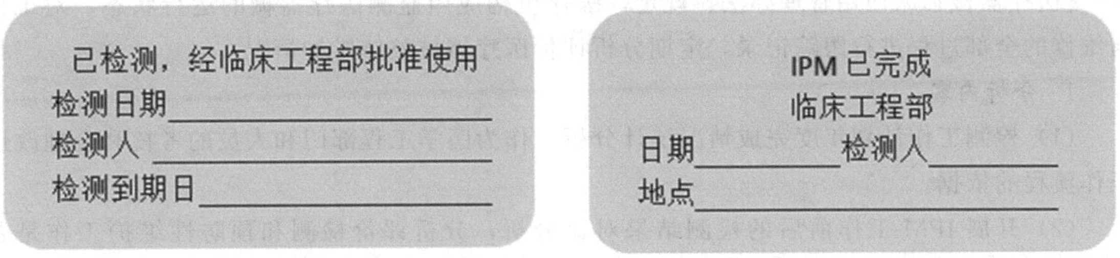

(a) 标记 1　　(b) 标记 2

图 4-1　检测合格标记

第五节　医疗设备使用质量检测记录、数据分析与处理

一、医疗设备使用质量检测结果记录的方式与标记

（一）检测结果的手工记录方式

检测过程中检测人员在原始记录表上手工记录检测结果数据，在没有实现信息化管理的情况下，手工记录是唯一的记录方式。手工记录的缺点是结果数据的统计、分析、利用和处理工作量比较大，差错概率也较高。

（二）检测结果的数字记录方式

数字记录是在实现设备检测信息化管理的前提下完成的，分为两种方式：一是检测结果数据人工录入信息系统，形成电子表单；二是通过软件自动完成检测结果记录，自动生成数字化检测结果表单。

第一种方式工作流程仅仅是用“电子化”记录代替纸质记录的作用，检测结果数据无法直接挖掘、利用，应用价值较低，同时也增加了检测人员数据录入的工作量。第二种方式工作效率更高，分析处理、利用数据更加方便，真正实现了医疗设备维护的数字化管理；但要求有专门软件来实现。

（三）检测记录标记

检测完成后使用标签进行标记，标签应显示设备服务或检查的日期，以及下一次服务的时间。这些标签可以印成不同的颜色，不同颜色代表不同的年份或检测周期，更方便确定设备是否需要检测。这种标签最好覆盖有塑料保护膜，以保护标签在设备清洗过程中不被损坏。

二、医疗设备使用质量检测记录的数据分析与挖掘

（一）检测记录的数据统计分析

《医疗器械临床使用管理办法》规定，医疗机构应当监测医疗器械的运行状态，对维护与维修的全部过程进行跟踪记录，定期分析评价医疗器械整体维护情况。

1. 分析内容

（1）检测工作计划年度完成情况统计分析，作为医学工程部门和人员的考核和合理改进工作流程的依据。

（2）开展 IPM 工作前后的检测结果对比分析，分析评价检测和预防性维护工作是否有效。

（3）性能检测结果的偏差统计分析，统计性能参数测试项目中偏离标准最大的项目，分析原因，改进 IPM 工作计划。

2. 统计分析报表

统计分析报表包括按设备类别统计分析报表、同一设备历史记录分析报表、按使用科室统计分析报表，以及智能化统计、分析报表。

（二）数据挖掘

数据挖掘指对于定量数据，通过从不同视角和维度分析、分类并总结潜在的联系和影响，以此提取模式的计算过程。统计数据的挖掘利用是在检测数据统计分析信息化的基础上进一步深化挖掘数据利用价值，其结果与数据量和数据质量相关，大数据和人工智能技术应用是数据挖掘利用的有效方式，为数据的挖掘利用开拓了更广泛的应用前景，具体在第六节讨论。

第六节　医疗设备使用质量检测信息化管理中智能化和数字化技术应用

一、医疗设备使用质量检测中信息化技术应用的管理需求

（一）相关法规对信息化技术应用的要求

1.《医疗器械使用质量监督管理办法》的要求

2016 年 2 月 1 日起施行的《医疗器械使用质量监督管理办法》要求：鼓励医疗器械使用单位采用信息化技术手段进行医疗器械质量管理。在国家层面，这是最早提出医疗器械使用质量管理信息化的法规条目，对今后医疗机构医疗设备质控信息化建设的方向起到了指引作用。

2. 医疗机构的各项评审中对医疗设备质量控制的信息化要求

国家卫生健康委员会发布的《三级医院评审标准（2022 年版）》要求，应用数字化，

加强医疗设备全生命周期日常管理。

3.《医院智慧管理分级评估标准体系（试行）》的要求

2021 年 3 月 15 日，国家卫生健康委员会办公厅发布的国卫办医函〔2021〕86 号文件，推出《医院智慧管理分级评估标准体系（试行）》标准。医院智慧管理分级评估从智慧管理的功能和效果两个方面进行评估，评估结果分为 0～5 级。在项目代码 04.3.4 中，工作角色为“设备设施管理”，业务项目为“设备资质与证照管理、计量与检测管理、质控情况记录”。4 级和 5 级的主要评价内容列举如下。

（1）4 级主要评价内容

①基本项目。能够基于设备资产信息分类设置和周期提醒计量计划和质控检测计划，以及能够与实验室信息系统（Laboratory Information System，LIS）集成自动采集检验类设备质控数据。

②非基本项目。能够通过网络从设备管理部门的系统（如医工、信息、总务等）获取计量检测和质控数据，以及能够自动采集生命支持类设备的质控数据，针对呼吸机、监护仪、输注泵、麻醉机、婴儿培养箱、血透机，至少实现两类。

（2）5 级主要评价内容

①能够统一展示和查询设备（包含医疗、后勤设备）计量和质控综合管理数据。

②能够自动采集影像类设备（如计算机断层扫描、磁共振成像、数字 X 射线摄影、超声检查等）的质控数据。

③有质控指标分析与对比查看管理工具，能够进行历史数据对比。

4.《公立医院运营管理信息化功能指引》的要求

2022 年 4 月 19 日，国家卫生健康委员会办公厅和国家中医药管理局办公室印发了《公立医院运营管理信息化功能指引》。在“综合管理域”中，要求“自动获取质控数据”，以及运营管理信息化覆盖到“资产、质量及效益分析”中的“计量与检测管理”。

（二）实际工作中信息化技术的需求

1. 医疗设备使用质量检测管理信息化是设备管理信息化的短板

目前，医院医疗设备管理信息系统大多数是以资产管理为主，医疗设备使用质量检测管理信息化是设备管理信息系统的短板。随着国家各类法规、标准的发布，智慧管理领域数字化应用的需求迅速提升，医疗器械质量检测的信息化势在必行。实现对医疗设备运行的全流程精细化管理，需要信息化手段的支撑和保障。但从长远看，医疗设备质控检测的信息化管理一定会成为趋势。

2. 传统的医疗设备质量检测方式、方法不能适应工作的要求

传统的医疗设备质量控制检测往往采用人工检查和手工记录，工作效率低。随着各级医疗设备的种类和数量不断增多，工程师在质量检测方面的工作量越来越大，面对种类和数量众多的医疗设备，已经无法承担全面使用质量检测的工作需求，更是难以实现质量控制的目标，因此医疗设备的质量控制亟待数字化、智能化转型升级，通过数字化技术提升医疗设备质量控制管理的能力和手段，达到高效、精确、全面的医疗设备使用质量控制水平，为患者提供安全的医疗环境。

二、医疗设备使用质量检测中信息化技术应用与发展趋势

（一）医疗设备使用质量检测的信息化管理系统平台建设要求

实现医疗设备使用质量检测信息化管理，首先需要建立一个系统管理平台。世界卫生组织定义医疗设备使用质量检测工作属于医疗技术管理（HTM）中设备维护管理的一部分。医疗设备使用质量检测信息化管理系统建设可以参照《世界卫生组织医疗器械技术系列》丛书（*WHO Medical Device Technical Series*）第九册《维护管理信息系统》中的计算机维护管理系统（Computerized Maintenance Management System，CMMS），CMMS可用于帮助医疗机构建立或提高医疗设备的使用管理和维护规划的信息化，是提高整体医疗设备管理信息化水平的工具，已经成为医疗卫生行业、医疗机构临床工程和设备管理决策层及工程技术人员指导开展医疗设备信息化管理的指南。医疗设备使用质量检测的信息化是医疗设备计算机维护管理系统的一个子系统。使用CMMS时，用户可以通过用户界面访问、操作和分析关键数据。系统中生成的报告可以帮助决策制定者采取相应的对策。对于有能力部署CMMS的医疗机构而言，CMMS是有力的工具，正确地使用它有助于实现医疗设备管理的数字化转型，可以达到医疗设备使用质量检测的信息化管理的目标。目前，国内CMMS软件一般由医院提出医疗设备使用质量检测信息化需求，由第三方公司在医院现有医疗设备管理系统的基础上拓展开发，与医院原配置的医疗设备管理软件相关，“个性化”差异性较大。

CMMS中与医疗设备使用质量检测相关的模块，主要包括资产信息模块和维护管理模块。CMMS可以为医疗机构提供医疗设备台账、质量检测、维修、维护资料记录和历史电子文档及分析统计功能，是医疗设备及临床工程部门实现医疗设备使用质量检测信息化管理的一个有效工具，能够全面提高管理能力。

1．医疗设备资产信息模块

（1）医疗设备电子身份证。在智能化管理平台上，医院的所有医疗设备和检测设备需要实现基础互联，首先为每一台医疗设备和检测设备制定唯一标识，如二维码电子身份证。该电子身份证会贴在设备上伴随设备的全生命周期，然后在智能化管理平台上为其建立独立的电子档案。

（2）电子台账信息库。在每一台设备使用前录入设备相关信息，如UDI信息、使用科室（位置信息）等，为每一台设备在智能化管理平台上建立初始档案。智能化管理平台系统里保存的所有医疗设备编号的档案信息，都可在智能化管理平台端显示出来。每一台医疗设备以唯一识别的电子身份证为基础，码机一一对应，可以建立电子台账数据库。基于管理科室信息管理平台或智能终端可以通过在现场扫码实时查询、调阅相关医疗设备信息，两者可以实时同步。

CMMS中资产信息模块由设备类型表、制造商信息表和设备位置表等信息组成，是CMMS的核心，而且是首先被构建的。新的医疗设备被加入台账时，通过在CMMS数据库内输入数据生成资产信息。通常使用已有的设备字典信息构建台账，如通过医疗设备的唯一标识可以减少输入时间并避免人为错误。例如，设备类型初始值，对医疗设备的每种类型都有相关IPM程序、风险水平和责任人，只需要输入新设备的设备代码，所有和这个代码相

关的初始值都自动匹配并添加到台账中。这种方法对设备模块相关的默认值、医疗设备的位置和库存数量同样适用，可以高效地保证医疗设备使用质量监测数据的完整性。

2. 医疗设备维护管理模块

医疗设备维护管理模块是CMMS的重要组成部分，是实现医疗设备使用质量检测信息化管理的重要平台，CMMS与医院的其他管理信息系统相结合，可以保证医疗设备使用质量检测工作有计划地实施。该模块所需的程序功能应包括：制订医疗设备IPM工作计划；设备特定的IPM程序；IPM项目的执行分工和执行提醒；IPM结果数据的统计、分析和挖掘利用。

对于不同的医疗设备，在平台上设置不同的日常IPM项目，并指派给医学工程部门相应的设备责任人（医学工程人员）负责执行，也可设置IPM项目的执行周期和执行提醒，督促日常质控项目的按时完成。执行日常质控时，执行人可以把IPM结果填写在平台上已经制作好的记录表格里。若发现某些项目的检测结果不符合要求，则可以在平台里提出整改的需求，由相关的医工人员开展校准和重新维修的流程。以上内容可以形成质量控制环节的闭环管理。

医疗设备的发展趋势是功能越来越强大、设备系统越来越复杂，技术越来越高尖。同时，医院的设备数量越来越多，医疗设备使用质量检测所产生的数据信息量巨大。因此，医院建立智能化信息化管理平台，必须具备扩展、升级功能，对各种医疗设备所产生的信息具有分析和应用拓展能力，并能够在平台上开发出各种新的应用，达到对医疗设备的全流程智能化管理。

（二）医疗设备计算机维护管理系统的网络建设要求

1. 系统网络构建

实现医疗设备使用质量检测信息化平台功能需要基础网络支撑，医院需要建立网络，可以借助医院内网交换机进行传输，也可以单独建立网络，通过物联网技术，将医疗设备不同接口、通信协议的数据通过采集系统实现统一传输和存储。可以采用有线网络或蓝牙、RFID、ZigBee等无线协议采集转换后进行传输，也可以通过4G/5G等互联网方式实现远程数据传输，做到远程管理和监测。

2. 物联网技术应用

物联网是万物相连的互联网，把人或各种物品通过射频识别、红外感应器、全球定位系统、激光扫描器等信息传感设备与互联网连接起来，进行信息交换和通信，实现智能化识别、定位、跟踪、监控和管理，或提供相应服务。

物联网技术在医疗设备使用质量检测中实现智能化管理的优势十分明显。医院使用的医疗设备数量十分庞大，分布面广，使用质量检测中需要采集、传输大量数据，包括设备验收、性能检测、计量工作中产生大量的数据，还包括厂家或第三方提供的维护质量检测生成的数据。采用人工采集数据，工作量非常大，按照目前医院配备的人力很难完成，是实现使用安全风险管理的“瓶颈”。如果把医院使用的每台医疗设备通过物联网方式连接，每台设备都是物联网的一个节点，医院可以对每个节点上的设备，乃至设备上的每个部件进行动态、远程监测，实时采集各种数据，可以解决目前的问题。物联网技术的发展以及5G技术的普及使用，使每台医疗设备实现信息的互联成为可能。通过定制化的连接方式，还可以把医疗设备的运行状态日志和数据发送到云端服务器，创建的智能化管理云平台从云端服务器读取数据，进行运算和分析。

物联网技术一般由三层结构模型组成，即感知层（数据采集）、数据层（数据传输与存储）和综合应用层。医疗设备质量检测中的物联网应用也采用了类似三层架构，但需要根据医院实际应用环境特点进行改进和细化。医疗设备物联网与其他物联网应用相比，具有设备品种众多、应用复杂，以及系统中存在大量异构数据、异构接口和异构通信协议转换等特点，需要对不同医疗设备专用的通信协议解读。

感知层（数据采集）主要负责医疗设备使用质量检测数据的采集，医疗设备性能检测中数据的采集有以下两种方式。

（1）数据采集器。通过数据采集器连接被检测医疗设备和检测设备的输出网络接口、通信接口，如 RS 232、RJ 45 接口、视频接口等，根据不同设备数据通信协议采集数据，实现对医疗设备使用质量检测中各种数据的读取。如对呼吸机类设备性能检测，使用数据采集器同时从医疗设备和检测设备采集数据，上传至软件接收端；对心电监护仪类设备检测，将生命体征模拟器与监护设备相连，使用数据采集器从监护设备采集数据，上传至软件接收端。

（2）专用软件自动采集。专用自动化软件改变了医疗设备质量检测中人工操作完成数据采集和测量的方式，其通过电子化方式创建和管理自定义检测程序，引导用户按程序自动完成测试过程。自动采集方式实现了检测工作流程标准化，减少了每台医疗设备的检测时间，同时测试多台设备时可在一个过程中执行多次检测，这不仅提高工作效率，而且减少维护检测中的人为错误。自动采集软件一般由专业检测设备企业或医疗设备生产企业提供。

数据层主要对医疗设备使用质量检测中采集到的数据进行传输和存储。数据传输有以下三种方式。

（1）将采集到的数据通过串口（RS-232）转换连接 GPRS 模块，然后通过 GPRS 进行数据发送。

（2）通过 RS-232/USB 转换 Wi-Fi 模块，通过 Wi-Fi 数据发送到数据服务中心。

（3）通过设备本身的网络接口如 RJ-45 以太网接口与交换机连接实现传输。

对于数据的存储，首先各类设备接口被获取质量检测原始数据，根据通信协议，通过软件对原始数据进行编译，编译后成为可识别的数据进行分类处理，根据医疗设备台账信息进行数据分类匹配。随后对分类得到的数据进行第二次分类处理，对设备使用质量检查结果参数进行分类存储，形成各种记录。

综合应用层主要对感知层和传输层获取的数据进行处理、统计、分析。综合应用层可以是 CMMS 中的一个模块。医疗设备使用质量检测的应用层功能包括但不限于以下四个方面：

（1）根据预定义的模板自动生成质量检测报告，根据相关标准或制定的限值自动评估检测结果是否合格。

（2）查询历史质量检测记录及质控数据，实现数据的可追溯性。

（3）统计 IPM 计划执行情况，并支持各种统计报表的生成和导出，可提供趋势分析和报表功能。

(4) 供设备管理人员和临床使用人员在移动终端、智能手机上进行访问。

目前，物联网技术在医疗设备使用质量检测中的应用在国内刚刚起步，很多医院、企业在积极开发各种应用物联网技术的系统。

(三) 自动检测和记录技术

1. 检测流程的程序化和自动化

医疗设备质量检测流程的程序化和自动化是信息化技术应用的一个重要内容。

实现检测流程的程序化和自动化一般需要与检测设备配套的专用软件，如某检测设备公司的 OneQA 系统软件与 Nuvolo Connected Workplace 医疗设备检测管理系统软件。系统软件事先安装到检测人员的电脑中，检测设备通过电脑连接后，启动程序，通过屏幕提示，选择进入工作程序任务，按照系统内设定的质量检测步骤，自动对设备进行测试。测试步骤可预先设定，由系统自动完成。在结束质量检测后，自动生成结果报告，自动保存至管理系统内对应固定资产编码的医疗设备档案中。

2. 医疗设备内部的自动检测功能

某些医疗设备在使用中有特殊要求，如除颤监护仪要求每次使用前、交接班时或每周都应进行检测，以保证设备随时可以进行工作。早期产品往往需要每天人工检测，并保留检测记录，增加使用人员的工作量。很多设备现在已经增加自动检测功能，除颤监护仪在关机状态也会按设定的时间（如选择在 0：00～5：00 之间）定时自动启动检测，包括进行常规检测和大能量检测，自动检查设备的性能，并在发现问题时及时作出提示，自动检测完成后，系统会自动保存一份自检测报告，也可以选择是否在自动检测完成时打印检测报告。自动检测失败，除颤监护仪会发出声光报警，如报警指示灯会闪烁，而且蜂鸣器会持续按一定时间间隔鸣叫，直至再次开机。

在放疗设备的质量检测方面，新型号的加速器内置了设备性能检查系统（软件、硬件），自动完成一些检测项目，包括晨检在内的很多质量保证（QA）工作都能快速自动完成，数据易于统计。

(四) 远程/动态监测与传输技术应用

远程/动态监测与传输技术在医疗设备使用质量检测中，主要应用于大型医用设备（如计算机断层扫描、磁共振成像、直线加速器等）和智能医疗设备，主要应用方式有：①物联网方式，医疗设备内置的传感器在联网状态下，与远程服务中心实时交互，是物联网技术在大型设备质量远程/动态监测中的典型应用；②应用移动互联网、手机等无线通信技术。

(五) 互联网云平台技术应用

医疗设备使用质量检测的智能化、信息化管理，需要集成医疗设备使用质量检测中产生的大量数据，通过建立互联网云服务协作平台的方式将医院（医联体）、生产厂家、第三方服务机构及相关部门共同构建一个医疗设备使用质量管理互联网协作平台，汇集医疗设备使用质量管理中的各种数据，克服目前医院建立独立的设备管理系统存在“信息孤岛”的弊端。通过数据集成平台，逐步形成“大数据”，再经过整理、分析、挖掘、反馈利用，是医疗设备使用质量管理的基本要求。

具体技术应用包括但不限于：①基于云技术的互联网平台架构设计，使用适合互联网的新的软件应用模式，如 SaaS（Software-as-a-Service）、云计算等；②应用移动网络技术，使用智能手机、移动终端（如 Pad）作为互联网、物联网工作平台应用的操作工具，实现在移动端扫码、输入记录；③多用户互联数据共享平台，建成一个为医院（医联体）、医疗器械厂商、第三方服务公司合作互通的区域互联网服务平台，为相关行政管理部门提供医疗设备质量和安全管理信息数据共享。

（六）人工智能技术应用

1. 应用前景

人工智能技术是第四次工业革命之一，基于人工智能算法的机器学习模型能够通过以往数据，模仿人类学习思维建立一套归纳总结的学习模型，根据分析数据中的特征映射目标点，使计算机能够模仿人类学习过程从数据中挖掘出信息并与目标对应，量化数据特征与目标的关系。人工智能的发展依赖数据、算法和算力三个核心要素。人工智能技术在医疗设备的质量检测方面应用的可行性问题主要集中在数据分析、挖掘、评估和利用方面。目前面临的问题是：医疗设备质量检测的数据量不足，无法形成大数据分析；数据分析所需的专业知识和技能水平需要高度专业化；人工智能算法缺乏相关模型训练实践等。

近几年，已经有文献报道国内外在这方面进行的探索。例如，预测性维护是继预防性维护后的一种新的设备维护管理方法和理念，利用 IPM 工作中采集的大量医疗设备工作状态数据（包括远程监测），分析变化规律，建立算法模型，应用人工智能技术，可以预测设备的生命周期，更加合理安排检测的周期。又如，算力模型方法方面，包括通过循环神经网络、长短时记忆网络、双向长短时记忆网络分析评估医疗设备在长期和短期的时间序列中的某项性能参数变化，能够反映医疗设备的质量变化，从而评估设备的质量问题；通过基于自然语言处理算法的逻辑回归或支持向量机模型处理命名实体识别、语义角色标注、词性标注等任务，构建预训练加微调范式的知识图谱模型等。此外，使用计算机卷积的卷积神经网络模型能够从医学影像信息中提取设备的关键特征，实现医疗设备使用质量的视觉评估方案。

2. 应用实践

人工智能技术在医疗设备使用质量检测方面的应用拓展在国内刚刚起步，很多应用还在探索中。在预测性维护方面，目前已经有医院开展这方面的探讨和实践研究。

（1）基于医疗设备可靠性趋势的预测性维护。医疗设备的可靠性对患者的安全、治疗效果至关重要，尤其是生命支持、急救类医疗设备。通过采集大量积累的质量检测结果数据，包括医疗设备的台件数、使用年限、使用频率、是否正常维护、维护方式和故障数等信息，经过分析，建立数学模型，通过算法预测医疗设备的可靠性趋势，医院医学工程人员可以根据预测结果及时进行维护干预，制订针对性的维护方案，实施预测性维护，可以提高医疗设备的使用可靠性。

（2）通过人工智能机器学习技术预测医疗设备的首次故障率。医疗设备预测性维护是设备维护管理智能化的发展方向，医疗设备预测性维护及质量管理体系需要在医疗设备供应商、技术服务中心、医院临床医学工程部门的配合下建立一个平台级别的解决方案，如云数据中心和云数据模型库的建设等。

三、医疗设备使用质量检测中信息化技术应用范例

医疗设备使用质量检测中数字化、智能化和信息化技术应用已经很多，现介绍一些成熟的案例。

（一）性能检测数据采集自动化应用

医疗设备，如呼吸机、婴儿培养箱、输注泵等性能检测需要采集大量数据，每个项目都需要多次测试。在医院医学工程人员严重不足的情况下，采用人工操作、手工记录这种操作方式成为开展 IPM 工作的瓶颈。为了解决这个问题，采用物联网自动数据采集、记录的方式已经有很多实际案例，下面介绍呼吸机使用质量检测中应用物联网性能检测数据采集自动化的案例。

使用专门的数据采集器与呼吸机和气流分析仪 RS-232 的接口连接，在设定检测参数值后，可以按照工作流程进行检测。系统可以自动采集呼吸机的设置值、显示值和检测仪的示值，并通过网络、Wi-Fi/4G 等无线方式上传至数据库服务器，完成通信协议数据解读，结果数据记录、存储，形成电子检测表单，并可以通过 4G/5G 网络实时传输到手机、移动终端，节约检测工作时间，数据记录的可靠性、真实性大大提高。

（二）远程自动检测技术应用实例

下面介绍自动体外心脏除颤器（Automated External Defibrillator，AED）的远程自动检测应用实例。

AED 是一种便捷式、易于操作的现场急救设备，最大特点是无须使用者具有很高的判断心电图的能力，可根据 AED 自动的录音提示接通电源，可以挽救更多的生命。基于急救事件对时间的要求，必须保证 AED 处于随时可用状态，所以须实时掌握它本身的工作状态，保证能正常工作，以免造成意外和不可挽救的悲剧。

远程自检技术可以实现对 AED 状态、除颤电极片有效期、电池有效期、电池的剩余电量进行检测，方便维修作业人员或管理者对 AED 实现有效的管理。通过网站、微信服务号、App 等方式，用户获取 AED 相关信息后，就可以有效地对 AED 进行管理和状态监测。此外，通过专用路由器既可以对 AED 的固件和数据进行读写操作，也可以将 AED 的状态信息上传服务器，实现三者的通信交互功能。从而实现了 AED、专用路由器、服务器及用户的有机结合，构成了一个有效的远程维护系统。

维护作业人员或管理者可以在现场通过 AED 显示灯、警报声音确认 AED 状态，远程确认 AED 自检异常时，上传报告给服务器，还可通过邮箱和微信方式对异常的 AED 进行及时的信息推送。维护人员在接到邮件或消息推送后，在网站或手机 APP、微信服务号上查看 AED 的详细情况。管理者能在任何时候知道发生的问题以及 AED 的现状，判定是否需要进行相应的处理。

（三）在线实时监测与传输技术应用实例

医用气体系统作为生命支持系统，其质量安全与人的生命息息相关，直接影响医院诊疗的安全，关系到患者的生命安全，需要实时质量监控。下面介绍医用气体在线实时监测与传输技术应用案例。

医用气体在线实时监测系统集中在中央监控和报警系统。系统由区域报警器（或区域截止报警阀箱）、气源远程报警器、医用气体中央监测管理系统组成，用来监测整个医用气体系统的运行状况。整个系统采用 LON 通信协议，采用一根 4 芯屏蔽线将设备信号并联传输至中央监控设备。

1. 数据采集技术

医用气体在线实时监测系统采用神经元网络芯片，提取各种信号，开关量及模拟量信号；并采用专用的通信协议，以保证数据传输的可靠与安全性。中间设备采用网关将专用通信数据转换为 Modus/TCP/IP 协议，方便各种网络设备通信。

2. 区域报警信息传输

医用气体区域报警器设在各层护士站或病区，方便观察使用。采用专用 LON 通信协议，中央监控设备可直接读取区域报警器的压力信息。区域报警器同时支持将报警信号远传至中央监控系统。

3. 气源状态信息传输

整个报警系统中的气源信息涵盖每台真空泵运行正常、故障等信息，如每台压缩机、吸附式干燥机的正常运行、故障状态信息，机房减压站上出口端气体压力的正常、高、低状态信息；汇流排钢瓶压力信息、切换信息等，这些信息同时可实现远程信号传输到中央报警面板。

（四）自动检测软件技术应用实例

测试自动化软件转变了采集、测量和存储测试数据的方式，可帮助医院质量保证专业人员实现检测工作流程标准化并缩短测试时间，不仅提高运营效率，而且减少质量保证监管和预防性维护测试中的人为错误，保证数据的可靠性和可追溯性。下面介绍自动检测软件平台应用案例。

1. 自动检测软件的主要特性

（1）允许通过电子化方式创建和管理自定义测试协议，从而消除对服务手册的依赖。

（2）引导用户分步完成测试过程，从而确保测试过程标准化，并尽量减少培训量。

（3）根据需要生成测试报告（PDF 或 MTR），报告中只含相应权限等级的数据，以确保合规性。

（4）可使用个性化的图片、插图和图形，使测试变得更加方便。

（5）根据国际标准或组织制定的限值自动评估测试结果是否合格。

（6）用户可创建自己的签名，并签署模板和结果。

（7）以电子方式存储完整的版本控制测试记录和数据核心功能。

（8）减少每台医疗设备的测试时间和同时测试多台设备的次数，可在一个过程中执行多次 PM 测试。

（9）通过电子化存档和打印明细记录以实现数据的可追溯性。

（10）通过现有的和新定制的测试模板确保测试过程与时间一致。

（11）数据提取可实现提供趋势分析和报表的功能。

2. 质量检测平台软件

质量检测平台软件是自动化医疗设备质量检测工作的软件平台。基于云技术的桌面软件，可以实现自定义测试工具、执行检测流程、生成可追溯报告，实现团队或组织内部的高效协同工作；可实现对医疗质控检测设备的支持，以及可以不断更新符合当地检测法规要求的测试序列数据库。

质量检测平台软件可以快速设定测试序列和原始记录表，将已有的纸质原始记录表或Excel电子表单、检测操作流程等转换为自动测试流程。利用软件可以轻松创建自定义程序和清单。一旦建立了检测表，连接检测仪后可以快速完成检测。连接到工作流中的软件应用程序实现了跨系统、云服务，优化了工作流程。

(五) 远程运行状态监测平台技术应用实例

1. 远程运行状态监测平台组成

远程运行状态监测平台分为业务平台和基础网络平台两部分。业务平台实现整体业务功能，提供的功能包括数据抓取、数据存储、专家调阅、机器评估等模块。基础网络平台提供各地医院接入、5G专网传输及整体管理等功能。

(1) 平台功能介绍。建立一套区域大型医用设备的运行监测平台，对接区域内医院的大型影像设备进行实时监测管控。对设备资产管理、工作状况进行监控。平台将与相关系统对接，通过拍片序列号比对实际患者影像，专家组将研判影像数据和设备运行数据，进而对设备进行质量管理。

(2) 基础网络。采用5G+CPE设备接入各医院，通过运营商5G网络汇聚到卫生行政管理平台，形成“卫生行政管理部门—医院”的扁平化网络架构。

2. MRI运行状态远程实时监控实例

通过对医院大型设备MRI的远程实时监控与风险预警，可以实现无须人工巡检、关键部件运行状态实时监控和微信推送等。通过算法评估预测关键部件（如球管、线圈等）的使用寿命周期，通过基于互联网的远程数字化实时监控，提高使用安全性。下面是MRI运行状态远程监测与预警的案例。

(1) 磁体运行状态。磁体运行状态的数据保存在日志文件里，包含多个与磁体运行状况相关的数据。若经用户许可传输到云端服务器，则可以自动提取对应字段的数值，传送回用户端的电子记录表格里，自动完成多个磁体相关的质控检测项目。其中，磁体压力（表压）正常工作范围为0.9～4.2psi（1psi=6.89×10^3Pa）；磁体液位正常工作范围要大于70%；加热周期占比（HDC），正常工作范围大于0%；磁体线圈的冷却水流量正常工作范围为4～10L/min；磁体线圈的冷却水温度正常工作范围为17～24℃。

(2) 冷却系统运行状态。冷却系统是维持磁体和外围子系统正常工作的关键支持性系统，也是日常质控检测项目的一部分。其中，磁体温度的正常工作范围是小于35℃。漏液检测、水流检测、液面检测的数据都记录在日志文件中，同样可以用信息化手段实现自动化读数和填表。

(3) MRI线圈及线圈回路状态。MRI线圈及线圈回路的工作状态对图像质量和影响至关重要，也是日常质控的重要检测项目。其实，系统对线圈及线圈回路有自动的探测，包括偏置电压开路和短路的检测、偏置电压发射和接收失配的检测、头线圈和体线圈收发是否有故障的检测，以及体线圈驱动电压是否正常的检测和线圈识别。可借助云端服务器的自动分析结果的异常实现此项目的自动检测和记录。

医疗设备智能化技术发展十分迅速，很多医疗设备本身已经带有自动检测和智能检测的软件，这方面的应用案例越来越多，本节介绍的内容仅是部分应用案例，医院医学工程人员应该关注智能检测技术的应用发展。

第五章

医疗器械的监督检查

第一节 医疗器械的飞行检查

一、飞行检查的特点及原则

医疗器械飞行检查是指医疗器械监管机构针对医疗器械研制、生产、经营、使用等环节开展的不预先告知的监督检查。医疗器械飞行检查具有突击性、独立性、高效性等特点，是保障医疗器械安全的重要监管措施。

医疗器械飞行检查应当遵循依法独立、客观公正、科学处置的原则，围绕安全风险防控开展。

二、飞行检查开展的几种情况

医疗器械监督管理机构在遇到以下情况时，可以开展药品医疗器械飞行检查：

（1）投诉举报或者其他来源的线索表明可能存在质量安全风险的。

（2）检验发现存在质量安全风险的。

（3）医疗器械不良事件监测提示可能存在质量安全风险的。

（4）对申报资料真实性有疑问的。

（5）涉嫌严重违反质量管理规范要求的。

（6）企业有严重不守信记录的。

（7）其他需要开展飞行检查的情形。

三、飞行检查的具体要求

（一）制订检查方案

开展飞行检查应当制订检查方案，明确检查事项、检查时间、人员构成和检查方式等。需要采用不公开身份的方式进行调查的，检查方案中应当予以明确。必要时，医疗器械监督管理部门可以联合公安机关等有关部门共同开展飞行检查。

（二）明确检查人员

医疗器械监督管理机构派出的检查组应当由2名以上检查人员组成，检查组实行组长负责制。检查人员应当是医疗器械行政执法人员、依法取得检查员资格的人员或者取得本次检查授权的其他人员，根据检查工作需要，医疗器械监督管理机构可以请相关领域专家参加检查工作。

（三）检查记录要求

检查组应当详细记录检查时间、地点、现场状况等；对发现的问题应当进行书面记录，并根据实际情况收集或者复印相关文件资料、拍摄相关设施设备及物料等实物和现场情况、采集实物以及询问有关人员等。询问记录应当包括询问对象姓名、工作岗位和询问内容等，由询问对象逐页签字或者按压指纹确认。

飞行检查过程中形成的记录及依法收集的相关资料、实物等，可以作为行政处罚中认定事实的依据。记录应当及时、准确、完整，客观真实体现现场检查情况。

（四）检查抽样要求

需要抽取成品及其他物料进行检验的，检查组可以按照抽样检验相关规定抽样，或者通知被检查单位所在地医疗器械监督管理部门按规定抽样。抽取的样品应当由具备资质的技术机构进行检验或者鉴定。

（五）证据保全要求

检查组认为证据可能灭失或者以后难以再取得的，以及需要采取行政强制措施的，可以通知被检查单位所在地食品药品监督管理机构。被检查单位所在地食品药品监督管理机构应当依法采取证据保全或者行政强制措施。

（六）请示报告要求

有下列情形之一的、检查组应立即上报组织实施飞行检查的医疗器械监督管理机构并及时作出相应决定。

（1）需要增加检查力量或者延伸检查范围的。

（2）需要采取产品召回或者暂停研制、生产、销售、使用等风险控制措施的。

（3）需要立案查处的。

（4）涉嫌犯罪需要移送公安机关的。

（5）其他需要报告的事项。

需要采取风险控制措施的，被检查单位应当按照医疗器械监督管理机构的要求采取相应措施。

（七）检查时间要求

现场检查时间由检查组根据检查需要确定，以能够查清查实问题为原则。经组织实施飞行检查的医疗器械监督管理机构同意后，检查组方可结束检查。

（八）检查报告要求

检查结束时，检查组应当向被检查单位通报检查相关情况，被检查单位有异议的，可以陈述和申辩，检查组应当如实记录。检查结束后，检查组撰写检查报告。检查报告的内容包括检查过程、发现问题、相关证据、检查结论和处理建议等。检查组一般应当在检查结束后5个工作日内将检查报告、检查记录、相关证据材料等汇报给组织实施飞行检查的医疗器械监督管理机构。必要时，可以抄送被检查单位所在地医疗器械监督管理机构。

第二节 医疗器械的质量监督抽查检验

一、医疗器械质量监督抽查检验的定义及组织形式

医疗器械质量监督抽查检验是指由医疗器械监督管理机构依法定程序抽取、确认样品，并指定具有资质的医疗器械检验机构进行标准符合性检验，根据抽查检验结果进行公告和监督管理的活动。

国家医疗器械监督管理机构负责全国质量监督抽查检验工作的管理。地方各级医疗器械监督管理机构负责组织实施行政区域内的质量监督抽查检验工作。

国家医疗器械监督管理机构负责制订国家年度质量监督抽查检验工作方案，并对抽样单位和检验机构的工作进行协调、指导、督查和质量考核。

地方各级医疗器械监督管理机构应当加强对行政区域内生产、经营、使用医疗器械产品的质量监督抽查检验，并依据国家医疗器械监督管理机构的工作部署，结合本地区制订本行政区域年度质量监督抽查检验工作方案。

二、医疗器械质量监督抽查检验方案及样品遴选原则

(一) 监督抽查检验工作方案

质量监督抽查检验方案包括抽查检验的范围、方式、数量、检验项目和判定原则、工作要求和完成时限（含复验完成时限）等。

(二) 质量监督抽查检验品种遴选的基本原则

(1) 对人体有潜在危险，对其安全性、有效性采取严格控制的医疗器械。

(2) 使用量大、使用范围广，可能造成大面积危害的医疗器械。

(3) 出现过质量问题的医疗器械。

(4) 投诉举报较集中的医疗器械。

(5) 通过医疗器械风险监测发现存在产品质量风险，需要开展监督抽查检验的医疗器械。

(6) 在既往质量监督抽查检验中被判不符合标准规定的医疗器械。

(7) 其他需要重点监控的医疗器械。

(三) 医疗器械质量监督抽查检验

医疗器械质量监督管理机构开展医疗器械抽查检验时，应当由 2 名以上（含 2 名）执法人员实施。在抽样过程中，应当依法对被抽样单位开展监督检查，核查其生产、经营资质和产品来源。抽样人员在执行抽样任务时，应当主动出示行政执法证件和抽样文件。应当在被抽样单位存放医疗器械的现场进行抽样，有关单位应当配合完成样品抽样。抽取的样品应当根据产品的贮存与运输条件及时寄、送承检机构并做交接记录。抽样人员应当使用医疗器械抽样封签，签封所抽样品，填写医疗器械抽样记录及凭证，并经被抽样单位主管人员认可后签字，加盖被抽样单位印章。

第三节　医疗器械的不良事件监测

一、不良事件相关定义

医疗器械不良事件是指已上市的医疗器械，在正常使用情况下发生的，导致或者可能导致人体伤害的各种有害事件。

严重伤害事件是指有下列情况之一者：危及生命；导致机体功能的永久性伤害或者机体结构的永久性损伤；必须采取医疗措施才能避免上述永久性伤害或者损伤。

群体医疗器械不良事件是指同一医疗器械在使用过程中，在相对集中的时间、区域内发生，对一定数量人群的身体健康或者生命安全造成损害或者威胁的事件。

二、不良事件监测要求

医疗器械不良事件监测是指对医疗器械不良事件的收集、报告、调查、分析、评价和控制的过程。

国家医疗器械监督管理机构建立国家医疗器械不良事件监测信息系统，加强医疗器械不良事件监测信息网络和数据库建设。国家医疗器械监督管理机构指定的监测机构（以下简称国家监测机构）负责对收集到的医疗器械不良事件信息进行统一管理，并向相关监测机构、持有人、经营企业或者使用单位反馈医疗器械不良事件监测相关信息。与产品使用风险相关的监测信息应当向卫生行政部门通报。

省、自治区、直辖市医疗器械监督管理机构应当建立医疗器械不良事件监测体系，完善相关制度，配备相应监测机构和人员，开展医疗器械不良事件监测工作。

任何单位和个人发现医疗器械不良事件，有权向负责医疗器械监督管理机构或者监测机构报告。

三、不良事件报告基本要求

（一）报告原则

报告医疗器械不良事件应当遵循可疑即报的原则，即怀疑某事件为医疗器械不良事件时，即以作为医疗器械不良事件进行报告。报告内容应当真实、完整、准确。

（二）报告方式

医疗器械经营企业、使用单位发现或者获知可疑医疗器械不良事件的，应当及时告知持有人（医疗器械注册者和备案者），并通过国家医疗器械不良事件监测信息系统报告。暂不具备在线报告条件的，应当通过纸质报表提交所在地县级以上监测机构报告，由监测机构代为在线报告。

（三）个案医疗器械不良事件报告的时限要求

持有人、经营企业、使用单位发现或者获知导致死亡的可疑医疗器械不良事件的，应当在 7 日内报告；导致严重伤害、可能导致严重伤害或者死亡的，应当在 20 日内报告。进口医疗器械的境外持有人和在境外销售国产医疗器械的持有人发现或者获知在境外发生的导致或者可能导致严重伤害或者死亡的可疑医疗器械不良事件的，应当在 30 日内报告。

（四）群体医疗器械不良事件报告的时限要求

持有人、经营企业、使用单位发现或者获知群体医疗器械不良事件后，应当在 12 小时内通过电话或者传真等方式报告不良事件发生地所在的省级负责药品监督管理机构和卫生行政部门，必要时可以越级报告，同时通过国家医疗器械不良事件监测信息系统报告群体医疗器械不良事件基本信息，对每一事件还应当在 24 小时内个案事件报告。在发现或者获知群体医疗器械不良事件后，持有人应当立即暂停生产、销售，通知使用单位停止使用相关医疗器械，同时开展调查及生产质量管理体系自查，于 7 日内向所在地级不良事件发生地省级负责药品监管机构和监测机构报告。经营企业、使用单位应当在 12 小时内告知持有人，同时迅速开展自查，并配合持有人开展调查。

四、不良事件的风险控制措施

持有人通过监测发现产品存在可能危及人体健康和生命安全的不合理风险时，应当根据情况立即采取停止生产、销售相关产品；通知医疗器械经营企业、使用单位暂停销售和使用；实施产品召回；发布风险信息；对生产质量管理体系进行自查，并对相关问题进行整改；修改产品说明书、标签、操作手册等；改进生产工艺、设计、产品技术要求等；开展医疗器械再评价；按规定进行变更注册或者备案等风险控制措施，及时向社会公布与使用该产品医疗器械安全相关风险及处置情况。

五、不良事件监测记录保存要求

持有人、经营企业、使用单位应当建立并保存医疗器械不良事件监测记录。记录应当保存至医疗器械有效期后 2 年；无有效期的，保存期限不得少于 5 年；植入性医疗器械的监测记录应当永久保存，医疗机构应当按照病历相关规定保存。

第四节　医疗器械的召回

一、医疗器械召回的定义

医疗器械召回是指医疗器械生产企业按照规定的程序对其已上市销售的某一类别、型号或者批次的存在缺陷的医疗器械产品，采取警示、检查、修理、重新标签、修改并完善说明书、软件更新、替换、收回、销毁等方式进行处理的行为。

存在缺陷的医疗器械产品包括：正常使用情况下存在可能危及人体健康和生命安全的不合理风险的产品；不符合强制性标准、经注册或者备案的产品技术要求的产品；不符合医疗器械生产、经营质量管理有关规定导致可能存在不合理风险的产品；其他需要召回的产品。

二、医疗器械召回的要求

医疗器械生产企业应当按照《医疗器械召回管理办法》的规定建立健全医疗器械召回管理制度，收集医疗器械安全相关信息，对可能的缺陷产品进行调查、评估，及时召回缺陷产品。进口医疗器械的境外制造厂商在中国境内指定的代理人应当将仅在境外实施医疗器械召回的有关信息及时报告；凡涉及在境内实施召回的，中国境内指定的代理人应当按照《医疗器械召回管理办法》的规定组织实施。医疗器械经营企业、使用单位应当积极协助医疗器械生产企业对缺陷产品进行调查、评估，主动配合生产企业履行召回义务，按照召回计划及时传达、反馈医疗器械召回信息，控制和收回缺陷产品。

医疗器械经营企业、使用单位发现其经营、使用的医疗器械可能为缺陷产品时，应立即暂停销售或使用该医疗器械。及时通告医疗器械生产企业或供货商，并向其所在地省、自治区、直辖市医疗器械监督管理机构报告；使用单位为医疗机构的，还应当同时向所在地省、自治区、直辖市卫生行政部门报告。医疗器械经营企业、使用单位所在地省、自治区、直辖市医疗器械监督管理机构接收报告后，应及时通报医疗器械生产企业所在地省、自治区、直辖市医疗器械监督管理机构。

召回医疗器械的生产企业所在地省、自治区、直辖市医疗器械监督管理机构负责医疗器械召回的监督管理，其他省、自治区、直辖市医疗器械监督管理机构应当配合做好本行政区域内医疗器械召回的有关工作。国家医疗器械监督管理总局监督全国医疗器械召回的管理工作。

国家医疗器械监督管理总局和省、自治区、直辖市医疗器械监督管理机构应当按照医疗器械召回信息通报和信息公开有关制度，采取有效途径向社会公布缺陷产品信息和召回信息，必要时向同级卫生行政部门通报相关信息。

第六章

呼吸麻醉设备

第一节　呼吸麻醉设备的工作原理

呼吸机是现代医学领域内一种能人工替代自主通气功能的至关重要的医疗设备，其作用是预防和治疗呼吸衰竭，减少并发症，挽救及延长患者生命。呼吸机的基本原理是将医用空气和氧气混合，并按一定的通气模式和呼吸气道参数（潮气量、通气频率、吸呼比、压力水平、呼气末正压和吸气氧浓度等），通过患者管路将空氧混合气体传送给患者以强制或辅助其呼吸。

麻醉机是重要的手术设备，基本原理是通过机械回路为患者提供准确的、成分可控的混合型麻醉气体，将其送入患者的肺泡，形成麻醉药气体分压，弥散到血液后，对中枢神经系统直接发生抑制作用，从而产生全身麻醉的效果，与此同时将新鲜气体输送到患者体内。

一、呼吸机的工作原理

呼吸机由气源、供气和驱动部分、空气和氧气混合模块、控制部分、呼气部分及监测与报警系统组成，如图 6-1 所示。

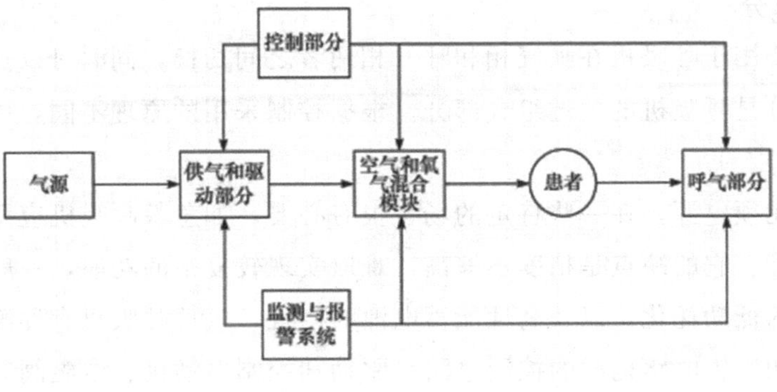

图 6-1　呼吸机的结构

（一）气源

绝大多数呼吸机需高压氧和高压空气。氧气可来自中心供氧系统，也可用氧气钢瓶。高压空气可由中心供气系统提供，或使用医用空气压缩机。氧气和压缩空气的输出压力不应大于 5kg/cm^2，不应小于各个品牌的规定压力。因此，使用中心供氧、中心供气或氧气钢瓶，均应装配减压和调压装置，如图 6-2 所示。电动电控的呼吸机大多不需要压缩空气。

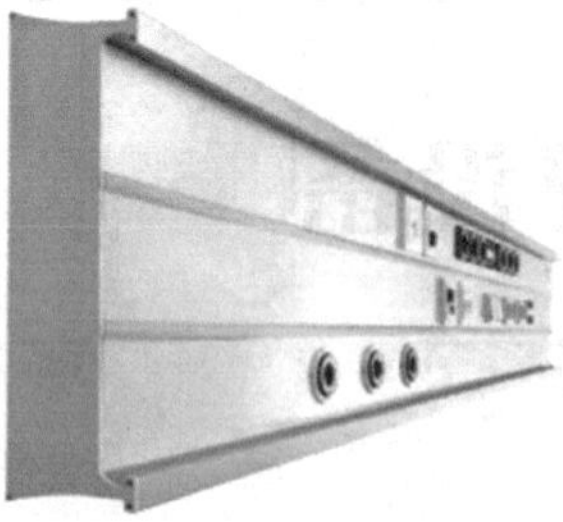

(a) 中心供气系统

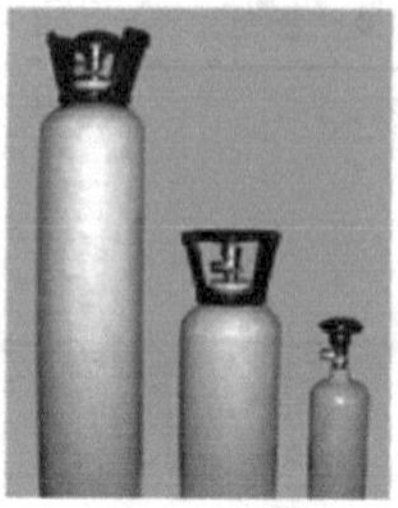

(b) 氧气钢瓶

图 6-2　中心供气系统和氧气钢瓶

(二) 供气和驱动部分

该部分的主要作用是提供吸气压力，让气体进入患者体内。供气的方式有直接供气和间接供气。直接供气模块可以将高压直接控制调节成需要的流速和潮气量，也可以通过可调节式减压阀将源自气源的高压气体转化成呼吸机通气用的压力较低的驱动气。使用直接供气模块的呼吸机常称为气动呼吸机。间接供气模块通过线性驱动装置、涡轮风机等部件，均需要使用电动机作为动力，采用这些驱动装置的呼吸机常称为电动呼吸机。电动呼吸机的优点是不需要压缩气源作为动力，在转运过程中比较方便。

(三) 空气和氧气混合模块

空气和氧气混合模块是呼吸机的一个重要部件，混合后输出气体的氧浓度可调范围为 21%～100%，其原理是根据设置的氧浓度，调节氧气和空气比例或仅调节氧气阀，让其达到设置的氧浓度。

(四) 控制部分

控制部分主要用于呼吸机在吸气相和呼气相两者之间切换，同时可以控制各种各样的通气模式。控制部分是呼吸机的关键组成部分。根据控制采用的原理不同，可分为气控和电控两种。

气控呼吸机无须电源，在一些特定的场合很有必要，如急救呼吸机应用在担架上、矿井内、转运过程中等。它的缺点是精度不够高，难以实现较复杂的功能，一般可进行一些简单控制。随着器件的低功耗化，以及高性能蓄电池的出现，气控呼吸机有逐渐被淘汰的可能。

用模拟电路和逻辑电路构成的控制电路来驱动和控制电动机、电磁阀等电子装置的呼吸机称为电控型呼吸机。电控型呼吸机控制的参数精度高，可实现各种通气方式。由于气控呼吸机较难实现吸呼比，而电控型呼吸机在吸呼比及同步、压力报警功能等方面具有很大的优势，因此目前市面上基本使用微处理器控制的电控型呼吸机。此类呼吸机控制精度高，功能多，不需改变硬件和呼吸机的结构件，而只需改变控制系统的软件部分，即可修改呼吸机的性能、扩展呼吸机的功能。

（五）呼气部分

呼气部分的主要作用是配合呼吸机做呼吸动作。它在吸气时关闭，使呼吸机提供的气体能全部供给患者；在吸气末，呼气阀仍可以继续关闭，使之屏气；它只在呼气时才打开，使之呼气。当气道压力低于呼气末正压（Positive End-Expiratory Pressure，PEEP）时，呼气部分必须关闭，维持 PEEP。呼气只能从此回路呼出，而不能从此回路吸入。呼气部分主要由三种功能阀组成，分别为呼气阀、PEEP 阀和呼气单向阀。

1. 呼气阀

常见呼气阀有电磁阀和气鼓阀。电磁阀有两种形式：一种是动铁型电磁阀，通常指的电磁阀就是动铁型阀；另一种是动圈型电磁阀，常称电磁比例阀，电磁比例阀动作部分重量较轻，反应速度较快，通径可设计得比较大，但其不是通用件，价格较高。电磁阀结构小、通径小、气阻较大，通过流量不大，多用于婴儿呼吸机中。气鼓阀的形式很多，采用这种结构的呼吸机也很多。它可以由电磁阀控制，将电磁阀作为先导阀，此时控制气鼓阀的流量可很小；也可兼有 PEEP 阀功能。如呼气时使气鼓内压力不是 0，可使气道内维持 PEEP。

2. PEEP 阀

PEEP 阀的作用是使萎陷的肺泡复张，增加功能残气量，提高肺顺应性，是临床上用于治疗急性呼吸窘迫综合征的重要手段。PEEP 阀可由呼气阀兼任，此外较多见的利用弹簧 PEEP 阀，作为单独的 PEEP 阀。

3. 呼气单向阀

为了防止重复吸入呼出气，防止自主吸气时产生同步压力触发，呼吸机需要呼气单向阀，呼气单向阀大多数由 PEEP 阀和呼气阀兼任，但有时还必须装一个单向阀，以确保实现上述功能。

（六）监测与报警系统

呼吸机能否正常工作或运转对患者的抢救成功与否至关重要，因此呼吸机的监测系统越来越受到研制者和临床应用者的重视。呼吸机监测系统的作用有两个方面：一是监测患者的呼吸状况；二是监测呼吸机的功能状况，两者对增加呼吸机应用的安全性均具有相当重要的作用。呼吸机的监测系统包括压力、流量、吸入氧浓度、呼气 CO_2、经皮氧分压、CO_2 分压、血氧饱和度等监测装置。大部分呼吸机不直接带有呼气 CO_2、血氧饱和度监测装置，而只作为配件装置附带。呼吸机常配有的监测装置有如下三个。

1. 压力监测

压力传感器一般采用压阻压力传感器。压阻压力传感器主要基于压阻效应。压阻效应用来描述材料在受到机械式应力下所产生的电阻变化。压力监测的主要参数有平均气道压、吸气峰压、吸气平台压和 PEEP 上下限压力报警等，还有低压报警。

2. 流量监测

多功能呼吸机一般在呼气端装有流量传感器，以监测呼出气的潮气量，并通过比较吸入气的潮气量，以判断机器的使用状态、连接情况和患者的情况。有的呼吸机应用呼气流量的监测数据来反馈控制呼吸机。

流量触发方式根据流量传感器放置的位置可划分为呼出末端流量触发方式和近端流量触发方式。目前应用于流量触发模式的传感器按检测方式分别有压差式、热丝式、压力应变式和超声式。

3. 吸入氧浓度监测

吸入氧浓度监测是指监测呼吸机输出的氧浓度，以保证吸入所需浓度的新鲜空氧混合气体。监测氧浓度的传感器有普通氧电池传感器和顺磁氧电池传感器两种。

二、麻醉机的工作原理

麻醉机主要由气体供给部分（低氧压安全装置、供气装置）、蒸发器（麻醉挥发罐）、呼吸器（麻醉呼吸机）、CO_2吸收器、患者回路部分（麻醉呼吸回路、监测装置）及其他附属装置组成，如图 6-3 所示。

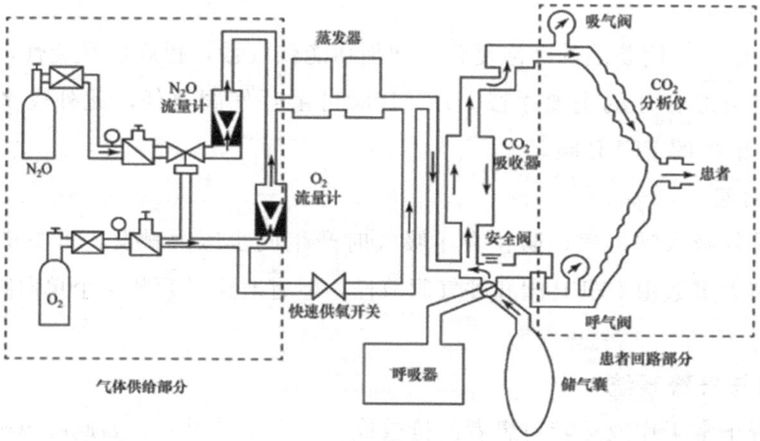

图 6-3 麻醉机的结构

（一）供气装置

1. 气源

参见呼吸机气源。

2. 流量系统

流量计是测定流动气体流量的工具。常用的为电子流量计和悬浮转子式流量计。电子流量计有压差式电子流量计和热丝式电子流量计。悬浮转子式流量计的基本结构包括带刻度的玻璃管和轻金属质浮标，如图 6-4 所示。

流量调节阀是调节气体流速的装置。目前最常用的有针形调节阀和电磁阀。

为防止麻醉机输出低氧性气体，除气源安全系统外，麻醉机还常用流量计联动装置和氧比例监控装置，以控制气体的输出比例。

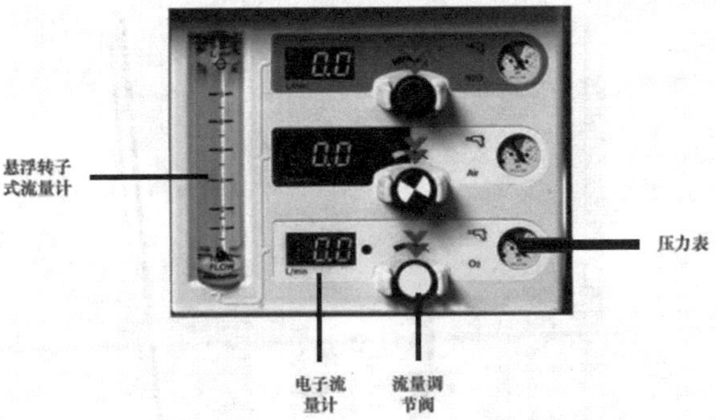

图 6-4 FabiusTiro 流量系统

（二）麻醉挥发罐

麻醉挥发罐是麻醉机提供给患者吸入麻醉药蒸气的重要装置。由于在吸入麻醉中使用的吸入麻醉药多为液态，如安氟醚、异氟醚、七氟醚、地氟醚等，使用前必须对其进行汽化。麻醉挥发罐采用了一些专门的结构，以排除温度、流量、压力等因素的影响，并精确地稀释麻醉药蒸气的浓度。

传统麻醉挥发罐工作原理：气流到达麻醉挥发罐时分成两部分，一部分（小于 20%）气流经过麻醉挥发罐带出饱和麻醉蒸气，另一部分（大于 80%）气流从旁路直接通过麻醉挥发罐，两者于出口处汇合，其比例根据两者的不同阻力而定。这类挥发罐都是为特定的麻醉药设计的，不能混用，如图 6-5 所示。

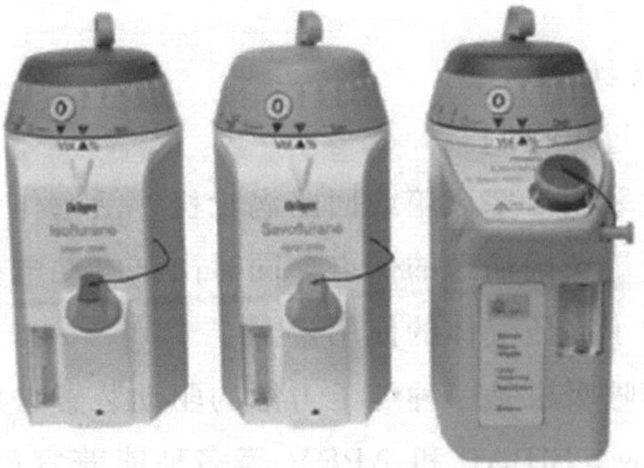

图 6-5 Vapor 3000 传统式挥发罐

电子直接喷射式挥发罐如图 6-6 所示，其主要工作原理是新鲜气体和麻醉药的输送完全分离，这就意味着麻醉药浓度的调节再也无须依赖新鲜气体的流量而完全独立出来。此类麻醉挥发罐技术在临床上的应用证明：该创新技术不仅在麻醉药的消耗量上比使用传统的麻醉挥发罐有显著的下降，还在快速达到效应浓度方面大幅缩短了延迟时间。

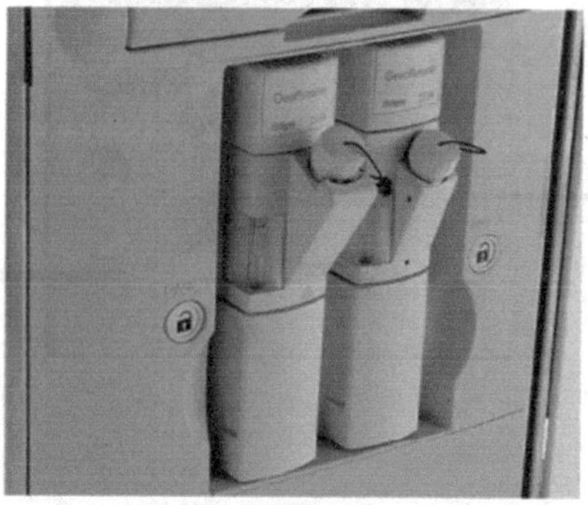

图 6-6　电子直接喷射式挥发罐

（三）麻醉呼吸机

麻醉呼吸机是现代麻醉机必配的设备，在麻醉过程中起着控制通气的作用。与治疗型呼吸机相比，麻醉呼吸机结构较为简单。

麻醉呼吸机的呼吸参数包括潮气量或分钟通气量、呼吸频率、吸呼比、吸气流速、PEEP、气道压限定等，在进行小儿麻醉时大多数麻醉呼吸机需要换成小儿风箱。新型麻醉呼吸机可提供压力控制和容量控制两种呼吸模式。

麻醉呼吸机有气动气控、电动电控和气动电控三种控制方式。

1. 气动气控型麻醉呼吸机

动力来源是高压气体，参数控制通过气体逻辑块控制。

气动气控型麻醉呼吸机最大的优点是无须电源，缺点是无法精确控制通气参数，现在已经很少使用。

2. 电动电控型麻醉呼吸机

动力来源和控制参数通过电控制。

电动电控型麻醉呼吸机采用活塞风箱或回路涡轮机，活塞作为储气部件，由高精度的机械装置驱动，因此具有潮气量精确输送的优点。同时由于电动电控型麻醉呼吸机无须高压氧气作为驱动气体，大大节约了高压气体的使用量。

最新一代的涡轮式麻醉呼吸机是一种纯压力源的驱动装置，以此为基础可开发出更加先进的通气模式，如 AutoFlow、BIPAP 和 APRV 等多种能兼容患者自主呼吸并能在术中进行肺保护的高级通气模式，使麻醉呼吸机的实际应用范围不断扩大，能适用于原来不能涉足或控制欠佳的麻醉领域。

3. 气动电控型麻醉呼吸机

动力来源是气体，参数控制通过各类电磁阀控制。

目前使用的大多数麻醉呼吸机都是气动电控型麻醉呼吸机。气动电控双环气路的电子控制系统根据分钟通气量、吸呼比及呼吸频率设定值。迈瑞 WATO-EX20 呼吸机和回路模块如图 6-7 所示。

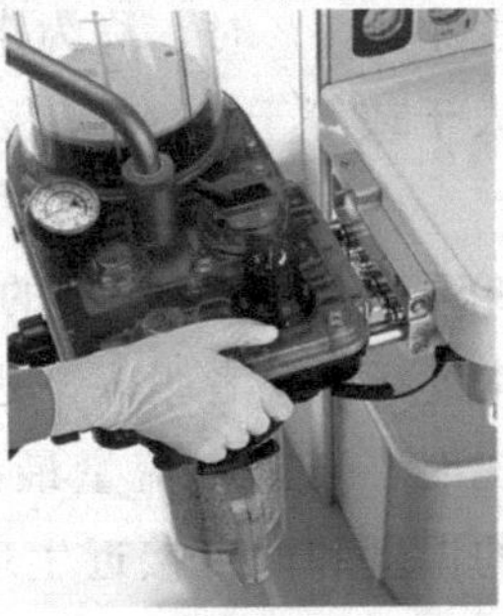

图 6-7 迈瑞 WATO-EX20 呼吸机和回路模块

（四）CO_2吸收器

CO_2吸收装置为循环紧闭式麻醉机的必备设置。CO_2吸收器中的碱石灰（或钠石灰）与CO_2发生化学反应，清除呼出气中的CO_2。循环吸收式CO_2吸收器须由导向活瓣控制气流方向，气流自上向下或自下而上通过。碱石灰与CO_2反应后由碱性变为中性，加入适当指示剂，观察颜色的变化可了解碱石灰的消耗程度。但碱石灰颜色的变化并非判断碱石灰消耗程度的可靠指标，最可靠的依据是临床观察有无CO_2蓄积征象出现，所以一般在碱石灰 3/4 变色时即进行更换。CLIC 钠石灰罐如图 6-8 所示。

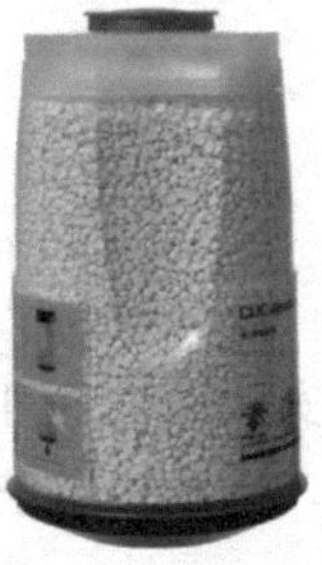

图 6-8 CLIC 钠石灰罐

（五）麻醉呼吸回路

麻醉呼吸回路（或称患者系统、麻醉通气系统），是与患者相连接的联合气路装置。麻醉机由此系统提供麻醉混合气体传送给患者，同时，患者通过此系统进行呼吸。通气系统的结构或用法可影响患者吸入的混合气体的浓度。

麻醉呼吸回路的结构可分为以下三类。

1. 开放系统

将滴有麻醉药液的纱布片覆盖麻醉面罩，并置于患者的口鼻部，患者吸入空气和麻醉气体混合气。患者呼出气体无复吸，全部经纱布片排到大气中。

2. 半开放系统或半紧闭系统

患者呼出和吸入的气体部分受麻醉机的控制，呼气时呼出气体可由呼气活瓣逸出。逸出气体的量取决于活瓣的阻力，但主要取决于新鲜气流量。新鲜气流量小时，仍有部分呼出气体（包括CO_2和麻醉气体）留在呼吸囊中，吸气时可被患者重复吸入。新鲜气流量大于分钟通气量，重复吸入的二氧化碳浓度小于1%时，称为半开放式麻醉。新鲜气流量小于分钟通气量，重复吸入的二氧化碳浓度大于或等于1%时，称为半紧闭式麻醉。

3. 紧闭系统

患者呼出和吸入的气体完全受麻醉机控制，呼出的气体进入该回路，由CO_2吸收器将CO_2吸收后，剩余的氧气和麻醉气体重新被患者吸入。进入紧闭回路的新鲜气流量等于患者的O_2和N_2O摄取量。应用紧闭系统时，新鲜气流量最少，O_2、N_2O和吸入麻醉药的消耗量也最少，比较容易保证吸入气体的温度和湿度接近生理状态。但是，紧闭回路中必须有可靠的CO_2吸收器、精确的氧浓度和麻醉气体浓度监测仪，才能够保证患者在麻醉过程中不至于发生缺氧和CO_2潴留。全紧闭麻醉系统可以实现自动控制，采用涡轮增压，喷射式麻醉气体给药方式，使麻醉气体的调节不依赖新鲜气流，实现全紧闭麻醉，减少麻醉气体随废气排出。

（六）监测装置

参见呼吸机监测装置。

第二节　呼吸麻醉设备的质量控制

一、呼吸机的检测项目与标准

JJF 1234—2018《呼吸机校准规范》适用于治疗呼吸机使用过程中、维修后机械通气参数的校准。设备技术验收、通气功能和安全性检查可参照本规范。本规范不适用于无创呼吸机、高频喷射呼吸机和高频振荡呼吸机，也不适用于医院中仅用增加患者通气量的设备。

（一）术语和计量单位

1. 呼吸机

呼吸机是为增加或供给患者的通气而设计的自动装置。

2. 通气模式

通气模式是指呼吸机的机械通气治疗方法，是通气参数与触发机制的有效组合，反映了呼吸机对患者吸气的控制、辅助或支持程度。通气模式包括容量控制通气、压力控制通气、同步间歇指令通气、压力支持通气、持续气道正压通气等。

3. 气体流量

气体流量是指单位时间内患者吸入或呼出气体的体积，单位为L/min。

4. 潮气量

潮气量（Tidal Volume，VT）是指患者单次吸入或呼出气体的体积，单位为mL或L，对呼吸机而言，是指机器每次向患者传送的混合气体的体积。

5. 通气频率

通气频率是指每分钟以控制、辅助或自主方式向患者送气的次数，单位为次/min。

6. 分钟通气量

分钟通气量是指患者每分钟吸入或呼出的气体体积，单位为 mL/min 或 L/min，对呼吸机而言，是指机器每分钟向患者传送的混合气体的体积，分钟通气量等于潮气量乘以呼吸频率。

7. 吸呼比

吸呼比（Inspiratory∶Expiratory Ratio，I∶E）是指吸气时间与呼气时间的比值。

8. 吸气氧浓度

吸气氧浓度是指患者吸入的混合气体中，氧气所占的体积分数。

9. 吸气压力水平

吸气压力水平（Inspiration Pressure Level，IPL）是指在压力控制或压力支持模式下，呼吸机以该设定压力为患者送气，单位 kPa。

10. 气道峰压

气道峰压是指气道压力的峰值，单位为 kPa。

11. 呼气末正压

呼气末正压是指呼气末气道内压力值，单位为 kPa。

12. 模拟肺

模拟肺是指模拟患者胸肺特性（肺顺应性和气道阻力参数为固定、分挡或可调）的一种机械通气负载，包括成人型模拟肺、婴幼儿模拟肺或混合型模拟肺。

13. 顺应性

顺应性是指单位压力内肺所能够容纳的气体体积，单位为 mL/kPa。

14. 气道阻力

气道阻力是指单位流量内气道所能够产生的压力值，单位为 kPa/（$L \cdot s^{-1}$）。

(二) 计量特性

1. 潮气量

对于输送潮气量大于 100mL 或分钟通气量大于 3L/min 的呼吸机，最大允许误差±15%。

对于输送潮气量小于 100mL 或分钟通气量小于 3L/min 的呼吸机，应满足使用说明书的精度要求。

2. 呼吸频率

呼吸频率（f）最大允许误差为±10%或±1 次/min。

3. 气道峰压

气道峰压（Ppeak）最大允许误差±（2%×FS+4%×实际读数）。

4. 呼气末正压

呼气末正压最大允许误差±（2%×FS+4%×实际读数）。

5. 吸气氧浓度

吸气氧浓度（FiO_2）体积分数为 21%～100%，最大允许误差±5%（体积分数）。

（三）校准条件

1. 环境条件

（1）环境温度：(23±5)℃。

（2）相对湿度：≤85%。

（3）大气压力：86～106kPa。

（4）供电电源：(220±22) V，(50±1) Hz。

（5）周围无明显影响校准系统正常工作的机械振动和电磁干扰。

2. 测量标准器及其他设备

1）呼吸机测试仪

流量范围 0.5～180L/min；最大允许误差±3%。

潮气量 0～2000mL；最大允许误差±3%或 10mL；通气频率 1～80 次/min；最大允许误差±3%。

压力范围 0～10kPa；最大允许误差±0.1kPa。

氧浓度 21%～100%；最大允许误差±2%（体积分数）。

注：①气体流量测量兼容性：空气、氧气和空氧混合气体。②气体流量测量参考或补偿标准：具有环境温度、环境大气压（ATP），标准温度（0℃或 21℃）、标准大气压（STP，101.325kPa），体温、环境大气压、饱和湿气（BTPS）等补偿能力。

2）模拟肺

模拟肺容量为 0～300mL 和 0～1000mL。顺应性为 50mL/kPa、100mL/kPa、200mL/kPa 和 500mL/kPa，可根据需要进行选择。气道阻力为 0.5kPa/（$L \cdot s^{-1}$）、2kPa/（$L \cdot s^{-1}$）和 5kPa/（$L \cdot s^{-1}$），可根据需要进行选择。

3）校准介质

呼吸机校准医用氧气和医用压缩空气应符合 GB/T 8992－2009《医用及航空呼吸用氧》和《中华人民共和国药典》(2015 年版）中规定的要求。

（四）校准项目与校准方法

1. 外观及功能性检查

（1）被校设备应结构完整，无影响正常工作和妨碍读数的缺陷和机械损伤。

（2）被校设备的电源开关应安装可靠，通断状态明显，控制按钮标识清晰，易于操控。

（3）被校设备应具有仪器名称、生产厂家、型号、出厂编号等标识。

（4）被校设备开机应能正常工作。

2. 潮气量

（1）检查被校准呼吸机的外观、附件、气源、呼吸管路等连接是否正常，开机检查呼吸机通气功能是否正常；然后正确连接呼吸机测试仪和模拟肺，并按测试仪说明书要求对其进行开机预热。

（2）根据呼吸机类型不同，分别连接模拟肺和成人、婴幼儿呼吸管路，并按表 6-1 和表 6-2中的条件和参数对潮气量进行校准。

①成人型呼吸机。在 VCV 模式和 f＝20 次/min，I∶E＝1∶2，PEEP＝0.2kPa 或最小

非零值，FiO_2 = 40% 的条件下，分别对潮气量为 400mL、500mL、600mL、800mL、1000mL 潮气量校准点进行校准，设定条件如表 6-1 所示。每个校准点分别记录 3 次呼吸机潮气量监测值和测试仪潮气量测量值。

注意：若被校准呼吸机中没有上述通气模式，则选择与之类似的通气模式。

表 6-1 成人型呼吸机潮气量校准

校准条件可调参数	模拟肺 0～1000mL				
	VCV 模式，f=20 次/min，I∶E=1∶2，PEEP=0.2kPa，FiO_2=40%				
设定值/mL	400	500	600	800	1000
顺应性/（mL/kPa）	200	200	200	500	500
气道阻力/［kPa/（L·s^{-1}）］	2	2	2	0.5	0.5

②婴幼儿呼吸机。在 VCV 模式和 f=30 次/min，I∶E=1∶1.5，PEEP=0.2kPa 或最小非零值，FiO_2 = 40% 的条件下，分别对潮气量为 50mL、100mL、150mL、200mL 和 300mL 潮气量校准点进行校准，设定条件见表 6-2。每个校准点分别记录 3 次呼吸机潮气量监测值和测试仪潮气量测量值。

表 6-2 婴幼儿呼吸机潮气量校准

校准条件可调参数	模拟肺 0～1000mL				
	VCV 模式，f=30 次/min，I∶E=1∶1. 5，PEEP=0.2kPa，FiO_2=40%				
设定值/mL	50	100	150	200	300
顺应性/（mL/kPa）	50	50	100	100	100
气道阻力/［kPa/（L·s^{-1}）］	5	5	2	2	2

③通用型呼吸机：按①和②的方法进行校准。

（3）潮气量相对示值误差按下式计算：

$$\delta=\frac{\overline{V}_0-\overline{V}_m}{\overline{V}_m}\times 100\%$$

式中：δ 为被校准呼吸机潮气量相对示值误差（%）；$\overline{V}_0$ 为被校准呼吸机潮气量 3 次监测值的算术平均值（mL）；$\overline{V}_m$ 为测试仪潮气量 3 次监测值的算术平均值（mL）。

3. 呼吸频率

（1）连接好被校准呼吸机、呼吸机测试仪和模拟肺后，在 VCV 模式和 VT=400mL，I∶E=1∶2，PEEP = 0. 2kPa，FiO_2 = 40% 条件下，分别对 40 次/min、30 次/min、20 次/min、15 次/min和 10 次/min 呼吸频率校准点进行校准，每个校准点分别记录 3 次呼吸机呼吸频率监测值和测试仪呼吸频率测量值。

（2）呼吸频率相对示值误差按下式计算：

$$\delta=\frac{\overline{f}_0-\overline{f}_m}{\overline{f}_m}\times 100\%$$

式中：δ 为被校准呼吸机呼吸频率相对示值误差（%）；$\overline{f}_0$ 为被校准呼吸机呼吸频率 3 次监测值的算术平均值（次/min）；$\overline{f}_m$ 为测试仪呼吸频率 3 次监测值的算术平均值（次/min）。

4. 气道峰压

（1）连接好被校准呼吸机、呼吸机测试仪和模拟肺后，在 PCV 模式和 $f=15$ 次/min，I：E=1：2，PEEP=0，$FiO_2=40\%$ 条件下，分别对呼吸机 1.0kPa、1.5kPa、2.0kPa、2.5kPa和3.0kPa气道峰压校准点进行校准，每个校准点分别记录 3 次呼吸机气道峰压监测值和测试仪气道峰压测量值。

（2）气道峰压示值误差按下式计算：

$$\delta=\overline{P}_0-\overline{P}_m$$

式中：δ 为被校准呼吸机气道峰压示值误差（kPa）；$\overline{P}_0$ 为被校准呼吸机气道峰压 3 次监测值的算术平均值（kPa）；$\overline{P}_m$ 为测试仪气道峰压 3 次监测值的算术平均值（kPa）。

5. 呼气末正压

（1）连接好被校准呼吸机、呼吸机测试仪和模拟肺后，在 PV/VCV 模式和 IPL=2.0kPa或 VT=400mL，$f=15$ 次/min，I：E=1：2，$FiO_2=40\%$条件下，分别对呼吸机 PEEP 为0.2kPa、0.5kPa、1.0kPa、1.5kPa 和 2.0kPa 呼吸末正压点进行校准，每个校准点分别记录3 次呼吸机呼吸末正压监测值和测试仪呼吸末正压测量值。

（2）呼吸末正压示值误差计算参考气道峰压示值误差公式。

6. 吸气氧浓度

（1）连接好被校准呼吸机、呼吸机测试仪和模拟肺后，在 VCV 模式和 VT=400mL，$f=15$ 次/min，I：E=1：2，PEEP=0.2kPa 的条件下，分别对呼吸机吸气氧浓度为 21%、40%、60%、80%和 100%吸气氧浓度校准点进行校准，每个校准点分别记录 3 次呼吸机吸气氧浓度监测值和测试仪吸气氧浓度测量值。

（2）吸气氧浓度示值误差按下式计算：

$$\delta=\overline{m}_0-\overline{m}_m$$

式中：δ 为被校准呼吸机吸气氧浓度示值误差（%）；$\overline{m}_0$ 为被校准呼吸机吸气氧浓度压 3 次监测值的算术平均值（%）；$\overline{m}_m$ 为测试仪吸气氧浓度 3 次监测值的算术平均值（%）。

（五）校准结果记录校准记录

呼吸机质量控制检测原始校准记录如表 6-3 所示。

表 6-3　呼吸机质量控制检测原始校准记录

医院名称		质控计划名称	
检测依据	呼吸机质量检测技术规范		
项目类别	被检设备	检测设备	
设备名称	呼吸机	呼吸管路	气流分析仪
品牌			

续表

医院名称		质控计划名称	
型号规格			
资产编号			
检查、检验、记录			
清洁消毒	符合□ 不符合□	硅胶管路/一次性管路、Y形接头、集水杯、呼气阀附件在用于患者前应确保已经消毒，细菌过滤器不得浸泡消毒，建议熏蒸消毒	
	符合□ 不符合□	流量传感器应根据《呼吸机使用手册》的要求进行保养和消毒	
	符合□ 不符合□	主机及压缩机的防尘网、过滤网应及时清洗，晾干后重新装回	
	符合□ 不符合□	呼吸机面板、显示屏应使用湿布进行擦拭清洗	
外观检查	符合□ 不符合□	检查设备外观、电源线、其他电缆有无破损，并做好记录	
	符合□ 不符合□	所有旋钮、开关、按键应牢固可靠，操作准确	
	符合□ 不符合□	检查传感器、管路导线有无损坏，连接是否可靠、正确	
	符合□ 不符合□	应保持设备外观清洁、干燥，严禁在设备表面摆放杂物及液体	
	符合□ 不符合□	确保设备工作在适宜的环境条件下	
开机检查	符合□ 不符合□	检查电源插头（包括呼吸机、湿化器和压缩机）是否插得牢固，确认供电正常	
	符合□ 不符合□	呼吸机开关正常，各种功能按键（旋钮）和指示，均为正常工作	
	符合□ 不符合□	吸机开机能通过自检，确认流量传感器正常工作、氧浓度探头工作正常	
	符合□ 不符合□	呼吸机通过气密性测试	
	符合□ 不符合□	若使用充电电池供电，保证电池电量为50%或以上	
保养、维修、记录			

续表

医院名称		质控计划名称	
保养维护	符合□ 不符合□	定期进行清洁检查消毒、外观检查、使用前检查，频次高于一个月	
	符合□ 不符合□	如果使用电池供电，至少应每半年进行电池测试，如果电池损坏应及时更换	
	符合□ 不符合□	按照设备服务手册，定期完成该型号特定的预防性维护	
	符合□ 不符合□	每年进行一次电气安全检测，并记录在案	
	符合□ 不符合□	由具有呼吸机的质量与安全技术相关技术的人员完成上述工作，并记录；呼吸机维护保养记录信息至少包括保养内容、保养人员、保养日期；呼吸机使用前质量确认记录信息至少包括外观是否完好、附件是否齐全、功能检测是否正常	

质量检测、校准、记录

潮气量（VCV 模式）f=15 次/min，I∶E=1∶2，PEEP=0.2kPa，FiO_2=40%	设定值/mL	200	400	600	最大允许误差	符合情况
	输出测量值				±10%或±25mL	□符合 □不符合
	呼吸机示值					□符合 □不符合
呼吸频率（VCV 模式）VT=400mL，I∶E=1∶2，PEEP=0.2kPa，FiO_2=40%	设定值/（次/min）	40	20	15	最大允许误差	符合情况
	输出测量值				±5%	□符合 □不符合
	呼吸机示值					□符合 □不符合
气道峰压（PCV 模式）f=15 次/min，I∶E=1∶2，PEEP=0，FiO_2=40%	设定值/kPa	30	15	10	最大允许误差	符合情况
	输出实测量值				±0.3kPa	□符合 □不符合
	呼吸机示值					□符合 □不符合

续表

医院名称		质控计划名称				
呼吸末正压 （VCV 模式） VT＝400mL， f＝15 次/min， I：E＝1：2， FiO_2＝40％	设定值/kPa	15	5	0	最大允许误差	符合情况
	输出实测量值				±0.2kPa	□符合 □不符合
	呼吸机示值					□符合 □不符合
吸入氧浓度 FiO_2 （VCV 模式） VT＝400mL， f＝15 次/min， I：E＝1：2， PEEP＝0.2kPa	设定值/％	90	60	30	最大允许误差	符合情况
	输出测量值				±5％	□符合 □不符合
	呼吸机示值					□符合 □不符合
安全报警功能等检查						
电源报警	□符合□不符合□不适用		氧浓度上/下限报警		□符合□不符合 □不适用	
气源报警	□符合□不符合□不适用		窒息报警		□符合□不符合 □不适用	
气道压力上/下报警	□符合□不符合□不适用		患者回路过压保护功能		□符合□不符合 □不适用	
每分通气量上/下报警	□符合□不符合□不适用		按键功能检查（含功能键）		□符合□不符合 □不适用	
检测说明						

检测人　　　　　　　　　　　　　　　　　　　　　　审核人

日期：　年　月　日　　　　　　　　　　　　　　　　日期：　年　月　日

（六）复校时间间隔

（1）本规范不规定复校时间，但建议每年至少 1 次，或根据实际需要增加校准频率。

（2）修后校准：预防性维护、维修后必须进行校准。

（3）其他校准：验收、鉴定或委托方提出要求时进行校准。

二、麻醉机的检测项目与标准

（一）术语和定义

（1）麻醉系统，也称为麻醉工作站，吸入式麻醉系统包括麻醉气体输送系统、通气系统及必需的监护装置、报警系统和保护装置。

注意：麻醉系统也可包括但不局限于麻醉气体输送装置、麻醉呼吸机、麻醉气体净化系统和它们相关联的监护装置、报警系统和保护装置。

（2）麻醉气体输送装置。也称为浓度标定蒸发器，提供浓度可控的麻醉剂蒸气装置。

（3）麻醉呼吸机。通过麻醉通气系统连接患者呼吸通道的自动装置，为了在麻醉过程中增加或提供患者通气。

（4）驱动气体。气动通气中用于为麻醉机提供动力，但不输送给患者的气体。

（5）可调节限压阀。超过压力调节范围便释放气体的限压阀。

（6）氧气比例控制（ORC）。在缺氧的状态下，确保吸入气体的氧浓度在安全浓度范围。

（7）快速冲氧（O_2 flush）。将稳定流量的氧气送至新鲜气体出口或麻醉通气系统入口，流量为25～75L/min。

（8）呼吸系统。在任何形式的通气中直接或间接与患者呼吸道相连接的气体通路。

（9）麻醉气体净化系统（AGSS）。连接通气系统排气口或连接用于传送呼出和（或）多余麻醉气体至适当排放处的其他设备的完整系统。

（二）检测仪器与环境条件

1. 检测仪器

（1）用于流量、压力、时间测量的检测设备，其动态流量应满足0.5～180L/min，允许误差为±3%，动态压力为－2～20kPa，允许误差为±0.1kPa。

（2）检测麻醉气体浓度、氧气浓度、二氧化碳浓度的气体分析（监测）设备。

2. 环境条件

（1）环境温度：(23±2)℃。

（2）相对湿度：(60±15)%。

（3）大气压力：86～106kPa。

（4）供电电源：(220±22) V，(50±1) Hz。

（5）周围无明显影响检测系统正常工作的机械振动和电磁干扰。

（三）检测项目

1. 外观及附件

（1）被测设备应标有生产厂家、型号、出厂日期及编号、电源额定电压、频率，无影响其性能正常工作的机械损伤，附件应齐全，并有使用说明书。

（2）被检仪器面板上的控制旋钮挡位正确，接触良好，步跳清晰，调节平滑。

（3）被检设备内外部标识及标记应清楚可见。

2. 报警及安全系统检查

（1）报警通用要求

①静音功能。如果声音报警被操作者禁用，应有可见指示，表示声音报警处于禁用状态。

②静音时限。如果操作者使声音信号静音或暂停，静音或暂停时间不应超过 120s。在此状态下，不能影响新的报警信号启动声音报警。

③报警设置。可调报警设置应持续显示，或由操作者手动操作显示。

④断电报警。麻醉机应在断电情况下启动一项高级报警，或一旦供电电源低于设备规定值，应启动声音报警，持续时间至少 120s。如果麻醉机转换至内部电源供电以维持正常工作，那么该报警信号不应被启动。

⑤内部电源。如果麻醉机配有内部电源，应配有检测内部电源状态的装置。如果内部电源耗尽，麻醉机应在所有电源失电之前提供紧急断电报警。

（2）麻醉气体输出系统

①麻醉气体输送系统应有供氧故障报警，当来自管道或气瓶的氧气供应低于制造商要求值时，麻醉机触发报警。如果报警信号由电子学方法产生，那么它应是高优先级。若由气动产生，则报警声音信号至少要持续 7s。

②供氧故障保护。当氧气供应压力低于制造商规定的最低值时，麻醉机应具有气源关闭装置可执行下述一种功能：关闭对新鲜气体输出口除氧气外的所有气体供应；关闭对新鲜气体输出口除氧气和空气外的所有气体供应；在保持预设氧流量或氧比例时，渐进地减少其他气体的流量，直至氧气供应最终失败，此时，所有其他气体供应被全部关闭；在保持预设氧流量或氧比例时，渐进地减少除空气外的其他气体的流量，直至氧气供应最终失败，此时，所有除空气外的其他气体供应被全部关闭。

③在气体关闭装置关闭除氧气外的所有气体之前，氧气供应故障报警应被激活。氧气供应压力打开气体关闭装置的压力值应高于其关闭该装置的压力值。

（3）压力限制。麻醉系统应具有限制患者连接端口压力的装置，在正常状态和单一故障状态下，此压力不应超过 12.5kPa。对于不带有麻醉呼吸机的麻醉系统或在麻醉机处于手动或自主通气模式下，一个符合要求的储气袋可以作为压力限制的装置，其压力限制效果相当于 5.5kPa。

（4）可调的压力限制（APL、P_{max}）。麻醉机应有可调装置，限制麻醉通气系统的压力。限制装置应限制压力在设定值的±15%内。无论何时超出设定值±3cmH_2O或设定值±15%内（两者取大值）中优先级高的报警信号应激活。

（5）ORC 功能检测。麻醉机正常工作的情况下，设定 N_2O 流量为 7L/min，氧气流量为 8L/min，在 30s 内将氧气流量调到最小，确认输出气体的氧浓度不低于 19%。

（6）快速充氧功能检测。手动工作模式中，启动快速充氧按钮，吸气端口氧气流量不低于 25L/min。

（7）APL 阀功能检测。在控制工作模式中，调节 APL 阀的压力范围，查看是否影响机械通气。在手动模式中，设定 APL 阀的压力值在 30cmH_2O、50cmH_2O、70cmH_2O 时，用劲捏储气囊，当压力值超过设定值时，APL 阀进行压力释放。

（8）回路密闭性检测。按下快速充氧键，APL 阀设置在手动模式，密闭麻醉机外回路，调节压力为 30cmH_2O，使压力达到 30cmH_2O，查看机械压力表或电子压力表的压力下降状况，在 30s 内压力下降的最大值为 $5cmH_2O$。

3. 通气安全报警检测

设定麻醉机为 VCV 模式，VT＝400mL/次，强制呼吸频率 20 次/min，I：E＝1：2，流量波形为方波，PEEP＝$2cmH_2O$，C＝500（1±5%）mL/kPa。

（1）气道压力上限报警。将气道压力上限设定为低于气道峰压值 $2cmH_2O$，麻醉机应有“气道压力高”报警。

（2）气路压力下限报警。将模拟肺与麻醉机管路脱开，麻醉机应有“气道压力低”报警。

（3）分钟通气量高报警。将分钟通气量上限设定为低于 8L/min，麻醉机应有“分钟通气量高”报警。

（4）分钟通气量低报警。将分钟通气量低限设定为高于 8L/min，断开呼吸回路，麻醉机应有“分钟通气量低”报警。

（5）窒息报警。设定麻醉机为辅助或支持模式，在无患者触发条件下，麻醉机应有“窒息”报警。部分型号呼吸机还可自动切换到控制通气或后备通气。

4. 通气参数检测方法

麻醉机通气参数检测方法参见呼吸机通气参数检测方法。

（四）检测周期

1. 定期检测

通常为每年一次，如果设备使用频率过高，应每半年一次。

2. 修后检测

预防性维护、维修后必须进行检测。

3. 其他检测

验收、委托方提出要求时进行检测。

（五）检测记录与结果处理

1. 检测记录

参见表 6-3。

2. 检测结果处理

（1）对于检测不合格的设备，立即停用，并进行检修。

（2）对于检测合格的设备，粘贴合格标签，标明下次检测时间。

三、气流分析仪

呼吸机是临床最容易出问题、培训工作量最大、最难使用的医疗设备之一。由此，加强呼吸机的应用管理和质量控制对提高其安全性和使用效率，提高临床救治的成功率、减少临床风险具有极其重要的意义。在没有对呼吸机进行计量强检的情况下，呼吸机机械通气的性能检测是呼吸机质量控制的主要手段。

(一) 美国 Fluke 公司的呼吸机检测仪

美国 Fluke 公司生产的 VT PLUS HF、VT 305、VT MOBILE 是目前应用较多的气流分析仪，下面以 VT PLUS HF 为例介绍其工作原理和操作方法。

1. VT PLUS HF 的原理

VT PLUS HF 内部电路由主控板、阀板和电源板组成。

(1) 流量检测。VT PLUS HF 流量检测采用节流压差原理，共有高流量和低流量两个流量测量端口，低流量端口的测量范围为 0～25L/min，高流量端口的测量范围为 0～300L/min。

(2) 压力检测。高、低压力传感器直接测量外部压力端口输入的压力，高压力传感器采用 SDX100D4 压力传感器，测量范围为－100～100psi（1psi＝6.89kPa）；低压力传感器采用 SDX15E4 压力传感器，测量范围为－10～10psi。气道压传感器采用 SDX05D4 压力传感器，测量范围为－120～120cmH_2O。大气压的测量采用 SDX15A2 压力传感器，直接对大气开放测量。

(3) 氧的浓度检测。氧的浓度传感器为化学传感器，一般来说，氧浓度传感器使用 1 年后应更换。

(4) 呼吸频率检测。对于呼吸机的检测来说，检测仪必须能够正确地识别出一次呼吸动作的产生，才能准确地测量出潮气量和压力等参数。

VT PLUS HF 高流量端口默认的呼吸检测阈值为 2L/min，低流量端口默认的呼吸检测阈值为 0.5L/min。检测阈值对潮气量的检测会产生一定的影响。

2. VT PLUS HF 的操作步骤

(1) 开机。

开机预热，预热结束，按“OK”键，压力和流量调零，如图 6-9 所示。

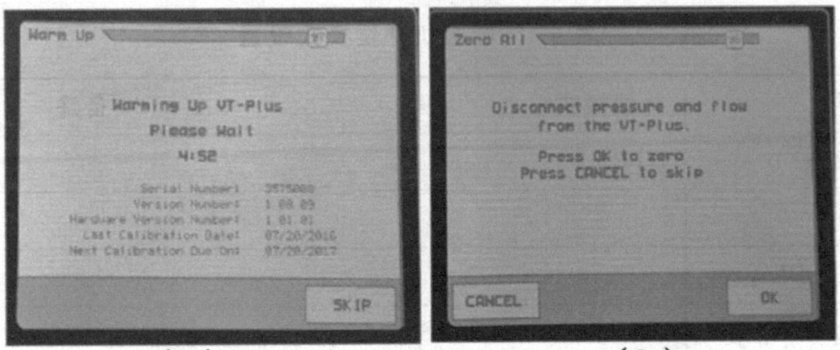

(a)　　(b)

图 6-9 开机界面

(2) 设置。

①气体类型设置。气体类型设置界面如图 6-10 所示，按前面板上“SETUP”键进入系统设置界面，再选择“Settings”选项测量设置界面，选择“Gas Settings”（气体设置）选项。在“Gas Type”（气体类型）选项选择检测环境所供应的气体类型，按“MODIFY”键确认。

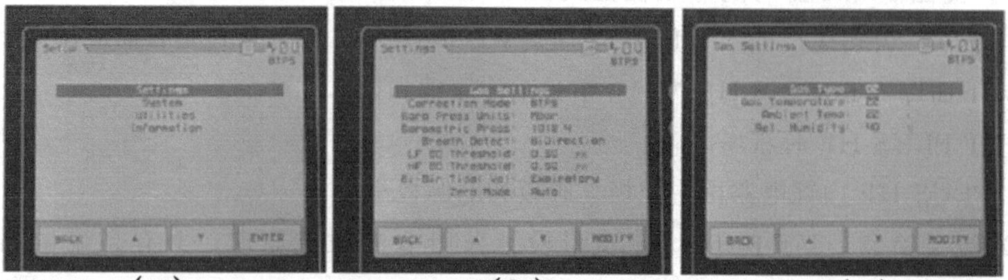

(a)　　(b)　　(c)

图 6-10　气体类型设置界面

②补偿模式设置。补偿模式设置界面如图 6-11 所示，按“BACK”键，选择“Correction Mode”（补偿模式）选项，按“MODIFY”键选择被测设备对应的补偿模式。呼吸机补偿模式设置如表 6-4 所示。

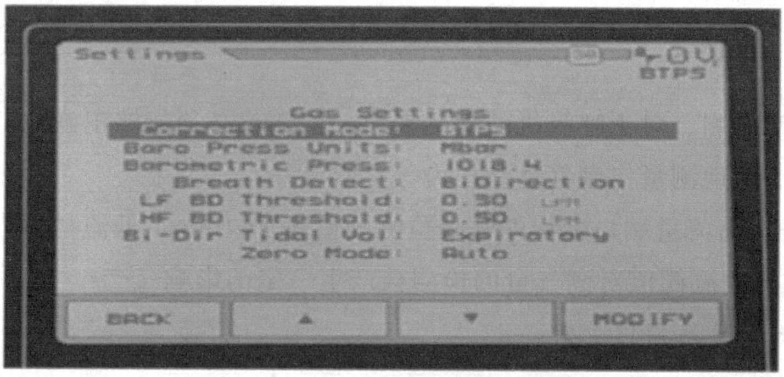

图 6-11　补偿模式设置界面

表 6-4　呼吸机补偿模式设置

制造商	型号	补偿模式	备注
	Avion	BTPS	
	Gold		
Viasys/Bird	T-Bird Legacy		
BMD	IC2A	ATP	
	MVP10		
	Crossvent 4		
Breas	PV-403.501	ATP	Not available from manufacturer, assumed
	IMP-2		
Draeger	Evita 2 and 4		Uses BTPS in normal mode but both in Service mode, NTPD for high pressure barometer (use STPD21 in this case)

续表

制造商	型号	补偿模式	备注
	Babylog8000	BTPS (or NTPD)	
Hamilton	Galileo 2		
	Veolar 3	ATP	
Infrasonics	Adult Star	STPD 21°	
Newport	E100i&E100m	ATP	

③调零设置。调零设置界面如图 6-12 所示，在“Settings”界面，选择“Zero Mode”选项，按“MODIFY”键将调零方式改为“Manual”（手动）。

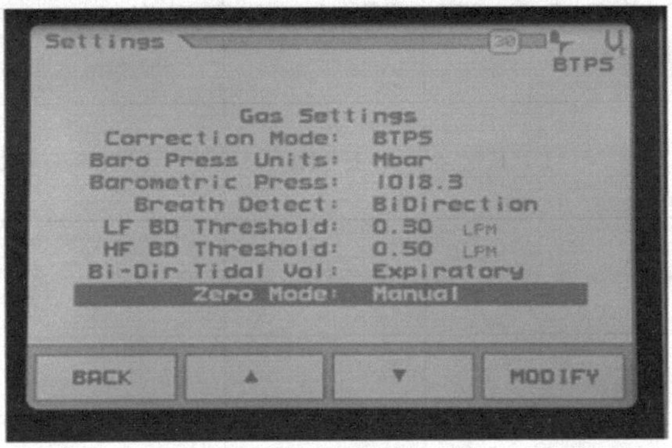

图 6-12 调零设置界面

(3) 连接管路。呼吸机与分析仪连接管路如图 6-13 所示，开启呼吸机，连接患者呼吸回路至呼吸机，移除呼吸机湿化器，以这种方式连接呼吸管路、模拟肺至分析仪的两侧。检测儿童呼吸机时，连接相应的儿童管路和儿童模拟肺。

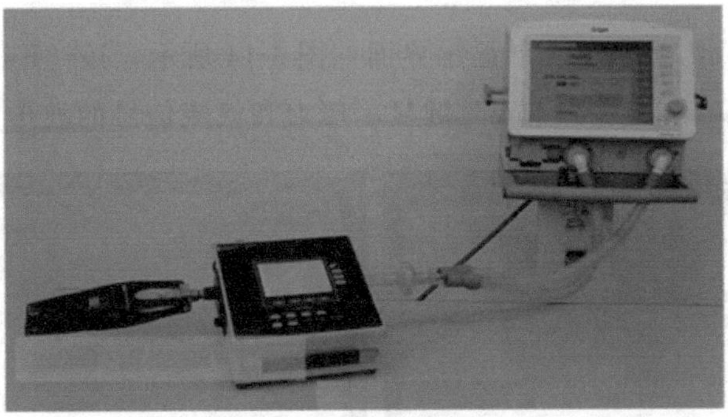

图 6-13 呼吸机与分析仪连接管路

(4) 设置呼吸机参数并测量。根据测试要求设置呼吸机参数如潮气量、吸呼比、通气频率、吸气压力水平、呼气末正压等，并进行测量，如表 6-5 所示。

表 6-5　机械通气参数检测

潮气量（VCV 模式）	设定值/（mL/次）	300	500	800	最大允许误差	符合情况
	输出实测值				±10%或±25mL/次	□符合 □不符合
	呼吸机示值					□符合 □不符合
强制通气频率	设定值/（次/min）	40	20	15	最大允许误差	符合情况
	输出实测值				±5%	□符合 □不符合
	呼吸机示值					□符合 □不符合
吸呼比（I：E）	设定值	1：1	1：1.5	1：2	最大允许误差	符合情况
	输出实测值				±5%	□符合 □不符合
	呼吸机示值					□符合 □不符合
吸气氧浓度 FiO_2	设定值/%	90	60	30	最大允许误差	符合情况
	输出实测值				±5%	□符合 □不符合

（5）读数/波形显示。读数/波形显示界面如图 6-14 所示，按“Full”键显示测试的全部测量数值，按“Pressure”键、“Flow”键显示压力和气流信号的波形与数值。

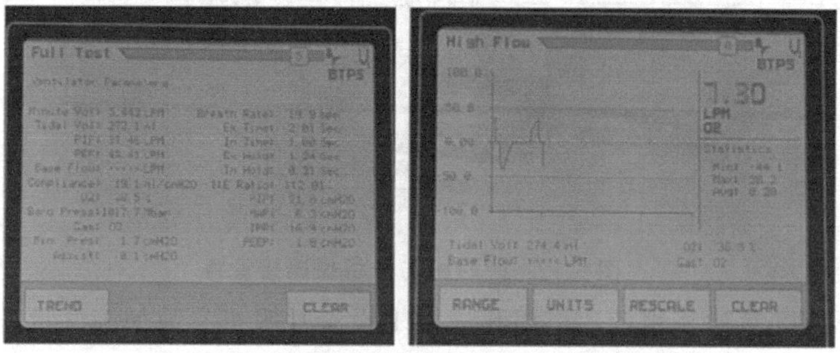

图 6-14　读数/波形显示界面

（二）瑞士 Imtmedical PF-300 气流分析仪

瑞士 Imtmedical PF-300 气流分析仪如图 6-15 所示，它可以用于检测和校准呼吸机，气流参数的测量包括流量（低流量－20～20L/min，高流量－300～300L/min）、差分压力、高压、大气压、氧浓度、温度、湿度和露点；也可以进行一系列呼吸参数的测量，如呼气潮气量、吸气潮气量、呼吸频率、吸呼比、吸气时间、呼气时间、呼吸峰值压力、呼吸平均压力、呼气末正压、吸气峰值流量、呼气峰值流量、吸气时间/呼吸周期时间。

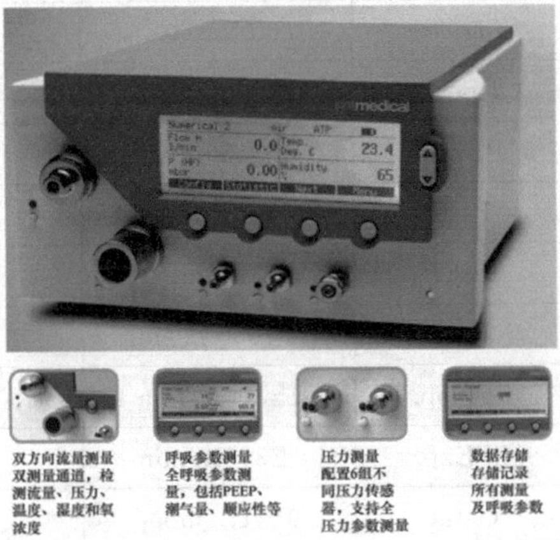

图 6-15　瑞士 Imtmedical PF-300 气流分析仪

1. 技术参数

Imtmedical PF-300 气流分析仪的技术参数如表 6-6 和表 6-7 所示。

表 6-6　气流参数

序号	参数名称	量程	精确度
1	低流量	－20～20L/min	±读数的 2%或±0.05L/min
2	高流量	－300～300L/min	±读数的 2%或±0.1L/min
3	容积	0～10L	±读数的 2%或±0.02L（高流量）±0.01L（低流量）
4	压力（高流量）	0～150mbar	±读数的 0.75%或±0.1mbar
5	差分压力	－150～150mbar	±读数的 0.75%或±0.2mbar
6	高压	0～10bar	±读数的 1%或±10mbar
7	大气压	0～1150mbar	±读数的 1%或±5mbar
8	氧浓度	0%～100%	±1%
9	湿度	0%～100%	±2%
10	温度	0～50℃	±读数的 1.75%或±0.5℃

注：1bar＝10^5Pa。

表 6-7 呼吸参数

序号	参数名称	符号	量程	精确度
1	潮气量	VTi、VTe	1～10L	±读数的 2%或±0.02L（高流量） ±0.01L（低流量）
2	吸气时间和呼气时间	*Ti*，*Te*	0.05～60s	±0.02s
3	峰值压力	*P*peak	0～150mbar	±0.75%或±0.1mbar
4	平均压力	*P*mean	0～150mbar	±0.75%或±0.1mbar
5	吸呼比	I∶E	1∶300～300∶1	±2.5%
6	呼气末正压	PEEP	0～150mbar	±0.75%或±0.1mbar
7	呼吸频率	Rate	1～1000 次/min	±2.5%或±1 次/min
8	吸气峰值流量	PFInsp.	±300L/min	±读数的 2%或±0.1L/min
9	呼气峰值流量	PFExp.	±300L/min	±读数的 2%或±0.1L/min
10	静态顺应性	*C*stat	0～1L/mbar	±3%或±1mL/mbar
11	平台压力	*P*ploteau	0～150mbar	±0.75%或±0.1mbar

2. 操作环境

（1）温度：15℃～40℃。

（2）相对湿度：10%～90%。

（3）气压：700～1060mbar。

3. 气流测量标准条件

（1）ATP：在环境大气压和温度下的气体容积。

（2）ATPD：在环境温度压力（D 表示干燥）下，气体湿度为 0%时的容积。

（3）AP21：在环境大气压和 21℃（70℉）下的气体容积。

（4）STP：在 21℃和 1013mbar（70℉/760mmHg）环境条件下的气体容积。

（5）STPH：在 21℃和 1013mbar、实际湿度（70℉/760mmHg/实际湿度）条件下气体的容积。

（6）BTPS：在饱和度 100%、潮湿气体、当前大气压、37℃（99℉）条件下的气体容积。

（7）BTPD：在干燥气体、环境大气压、37℃（99℉）条件下的气体容积。

（8）0/1013：符合 DIN1343 的标准条件、环境条件为 0℃和 1013mbar（32F/760mmHg）条件下的气体容积。

（9）20/981：符合 ISO 1-1975 的标准条件、环境条件为 20℃和 981mbar（68℉/736mmHg）条件下的气体容积。

（10）15/1013：符合 API 标准条件、15℃和 1013mbar（59℉/760mmHg）条件下的气体容积。

（11）25/991：环境条件为 25℃和 991mbar 条件下的气体容积。

（12）20/1013：环境条件为 20℃和 1013mbar（68°F/760mmHg）条件下的气体容积。

4. 气流测量工作原理

采用压差传感器测量原理。管道内的气流流经限流器时将形成一个压力差。

5. 操作方法

（1）在不接任何管路的条件下，连接 PF-300 电源并开机，自检完成后需预热 5min 再进行测量，以保证测量精度。

（2）呼吸机和 Imtmedical PF-300 连接如图 6-16 所示。

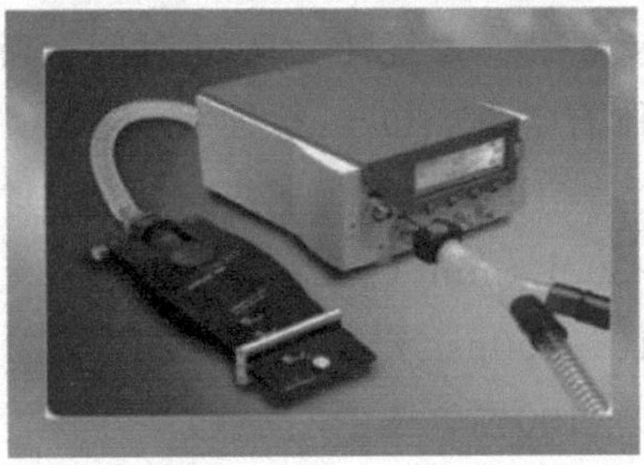

图 6-16　呼吸机和 Imtmedical PF-300 连接

（3）测量主界面如图 6-17 所示。

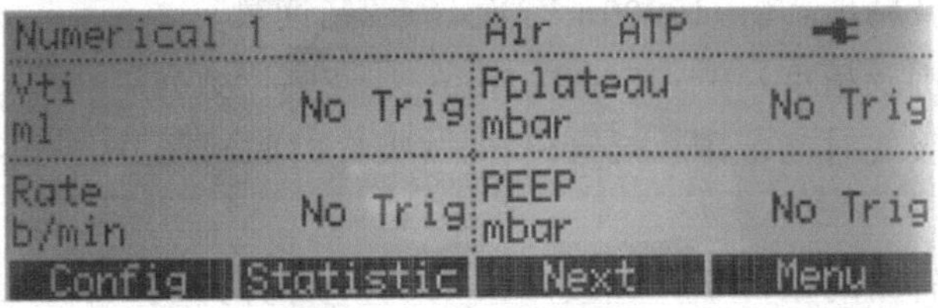

图 6-17　测量主界面

（4）参数配置界面如图 6-18 所示。

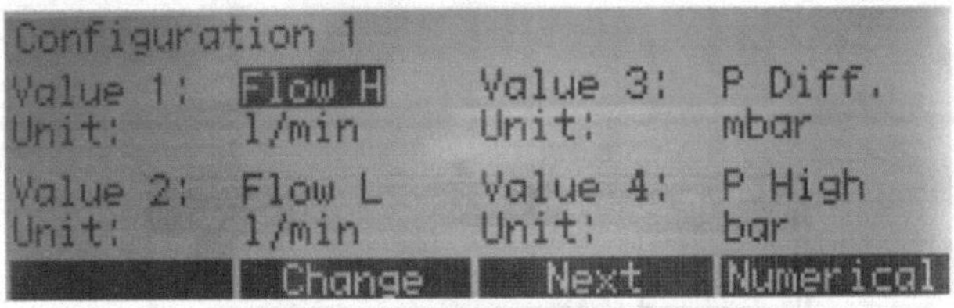

图 6-18　参数配置界面

（5）测量界面如图 6-19 所示。

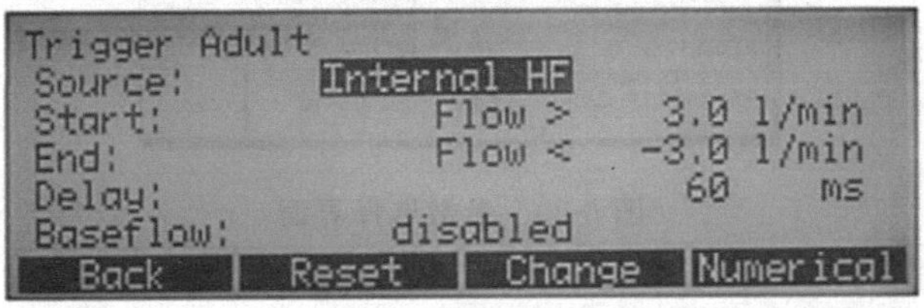

图 6-19　测量界面

（三）美国 TSI 4080 气流分析仪

1. 流量传感器原理

TSI 4080 气流分析仪采用热膜感应式传感器测量气体流量，通过将气体流过时热膜的温度变化量转化为电流进行测量。

2. 测量参数

测量参数有气体流量、峰值和最低流量、潮气量（吸气和呼气）、分钟通气量、低压压力（压差）、峰值压力和呼气末正压、大气压、吸气时间、呼气时间、吸呼比、呼吸频率、气体温度、氧浓度。可检测气体有空气、O_2、空气/O_2混合、N_2、CO_2、N_2O。

3. 性能范围

（1）流量范围及精度：0～300L/min（±2%读数）。

（2）压力范围及精度：－10～150psi（±1%读数）。

（3）氧浓度范围及精度：0～100%（±2%读数）。

（4）峰值吸气压力范围及精度：－25～150cmH_2O（±0.5%读数）。

（5）平均吸气压力范围及精度：－25～150cmH_2O（±0.5%读数）。

（6）吸/呼气峰值流量范围及精度：0～300L/min（±2%读数）。

（7）潮气量范围及精度：0～10000mL/次（±2%读数）。

（8）呼吸频率范围及精度：0～1500 次/min（±2%读数）。

（9）呼气时间和吸气时间范围：0.04～30s（吸气时间），0.04～30s（呼气时间）。

4. 简单操作步骤

（1）在不接任何管路的条件下，连接 TSI 4080 电源并开机，自检完成后需预热 5min 再进行测量，以保证测量精度。

（2）对传感器进行标定。

（3）选择参数：根据呼吸参数选择混合气和环境压力湿度，参数选择界面如图6-20所示。

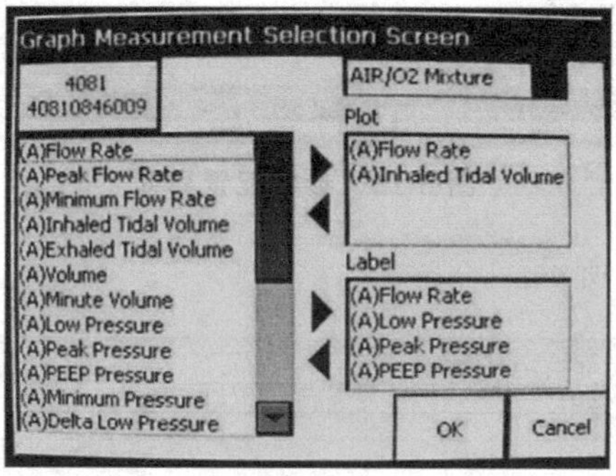

图 6-20　参数选择界面

第三节 呼吸麻醉设备的维护与保养

一、呼吸机的维护和保养

（一）呼吸机的特殊属性表现

1. 重要性

呼吸机是安全等级最高的三类医疗器械，主要用于抢救和通气治疗，直接影响抢救患者生命的成败。

2. 广泛性

呼吸机目前已广泛应用于医院的急诊、重症监护室、外科、肺内科等科室。

3. 贵重性

随着机械通气技术和电子技术日益进步，新型呼吸机的功能也日益强大，导致生产成本居高不下，各医院无法大量配置。

4. 复杂性

新型呼吸机功能强大，配件、接口、监测元件增多，复杂程度高。

5. 风险性

呼吸机属抢救设备，机器本身功能复杂，故障概率大，风险值较高。

（二）呼吸机维护保养的意义

呼吸机日常维护保养得好坏直接影响其能否在临床上正确使用和规范操作。随着医疗水平的不断发展、医疗设备的不断更新，能够接受呼吸机治疗的患者日趋渐多，这类患者大多病情严重、机体抵抗力差且多数伴有呼吸道感染问题等，呼吸机的消毒能有效防止院内的交叉感染。呼吸机使用后的消毒保养既能节约时间以备不时之需，又利于提高患者的抢救成功率。先进的呼吸机昂贵，妥善地维护保养可以延长使用寿命。

（三）呼吸机维护和保养的具体做法

1. 呼吸机清洁

呼吸机需要清洁的部件很多，必须严格按照各型号呼吸机说明书上的要求进行清洁。例如，呼吸机主机外壳和压缩泵外壳在每天使用完毕后仅需要用干净的软湿的棉布轻轻擦拭，如遇到痰痂、血渍等有必要消毒的污渍时，可用1%的含氯消毒液浸泡软布后进行擦拭，空气过滤网一般2～3周清洁1次，将过滤网从机器中取出后，先用清水冲洗干净表面的尘埃，再甩干或烘干后放回原位置。湿化器的电器加温部分用干净的软湿布轻拭，严禁使用消毒液浸泡，以免影响加热功能和感温的准确性。不可拆卸的电子元件由专业技术人员定期保养，不可以常规清洁。

2. 呼吸机消毒

呼吸机是高精密仪器，消毒比较复杂，需要根据呼吸机的不同型号了解机器的内部结构再进行拆卸消毒。呼吸机消毒有两种：一种是患者使用时的日常消毒；另一种是撤机后的终末消毒。常规更换消毒的次数不宜过频，同一患者可使用48h。呼吸机内部的机械部分不宜常规消毒。不同患者使用同一台呼吸机时，必须彻底对呼吸机内外部分消毒或灭菌。患者停用呼吸机后，必须拆下呼吸机的所有管路系统，彻底消毒后，按原结构重新安装、调试，以备下次应用，这就是终末消毒。为了达到彻底的消毒效果，在消毒前务必做好呼吸机的清洁工作，管路清洁时必须认真检查管道内有无痰痂、血渍等脏污残留。

呼吸机管路和零部件的常用消毒方法有药物浸泡和气体熏蒸。药物浸泡消毒操作简单，无须特别设备，是呼吸机管路消毒中最常用的方法，只需准备一个较大的容器并配置好药液即可。常用的消毒液有2%的戊二醛溶液和2%的戊二醛酸性溶液或0.5%～1%的次氯酸钠等。在浸泡前，必须先去净器材的痰痂、血渍等脏污残留物，然后将需要消毒的物品完全浸入溶液中，中空物品腔内也不能有气泡存留，有套管和轴节的必须分开，避免消毒后粘连。气体熏蒸消毒主要是利用环氧乙烷气体杀死霉菌、孢子及较大的病毒，并且可穿透橡胶、塑料、玻璃纸等，没有腐蚀性和破坏性。但是，环氧乙烷具有低沸点、易燃易爆的特性，必须避免与明火接触，皮肤接触液体环氧乙烷会起水疱，吸入体内可能刺激支气管从而引起头痛、呕吐等症状。故此，消毒时须有特殊装备。另外，这种方法消毒时间较长，比较昂贵。此外，呼吸机需消毒部件的金属部分和耐高温部件，还可根据具体情况采取高压蒸汽消毒的方法。缺点是反复高压容易导致管道老化、金属生锈，尽量避免使用。

再者，呼吸机的维护保养中需要定期更换消耗品，如氧电池、活瓣、膜片、细菌过滤器及过滤网等。一台呼吸机工作达到1000h左右，须由工程师进行保养及检修。此外，呼吸机检测、功能综合检查，如漏气检测、潮气量测定、压力表检测、报警系统检测等也十分重要。

二、麻醉机的维护和保养

麻醉机作为手术中的重要辅助工具，可用于实施全身麻醉、供氧及进行辅助或控制呼吸，对患者在手术中的安全起到重要的作用。做好麻醉机的日常维护保养、消毒，一方面能够提高设备的使用质量，为临床患者抢救和治疗提供基础；另一方面可延长麻醉机的使用寿命，为医院节约使用成本并提升社会效益。

（一）麻醉机的日常保养

麻醉机是贵重精密仪器，使用率高，应配有专人保管。保持外部清洁，可用湿软的棉布擦拭，并置于通风干燥避光处，应避免与其他具有腐蚀性的化学试剂放置于同一室内。保证各种易损件的备用数量。使用后管道应及时清洁与消毒，以存放备用。

（二）麻醉机的定期检查

（1）定期检查、更换氧电池、活瓣、膜片、细菌过滤器、密封圈等易损耗部件。

（2）定期通电试验、综合检查麻醉机主要功能，尤其需要进行漏气测试，以检查麻醉机气路系统各管道、接口有无漏气。麻醉机的气路系统包括供气管道、主机内部管道、与患者连接的回路三大部分。通常采用以下三种方法：

①潮气量测定。预调VT，接弹性呼吸囊（模拟肺），分别测定吸入侧和呼出侧VT，若二者相同，说明无漏气。将回路内氧流量关闭，观察模拟肺的膨胀程度和VT的下降程度，

若 VT 逐渐减少或模拟肺膨胀度逐渐减少，则说明漏气。

②压力表检验法。主要检查工作压和通气压，若工作压低于设定水平，则说明供气源压力不足或麻醉机内部管道漏气；若气道压低于正常，则说明外部管道漏气。

③耳听手摸法。系统正常通气时，接口处有“嘶嘶”声，用手触摸有明显漏气，说明密封不严，应查明原因并进行相应的处理。

(3) 报警系统检测。采用调节潮气量及报警上限来检查麻醉机的声、光报警是否正常。

(4) 检测麻醉机输出功能，如呼吸模式、PEEP 功能、FiO_2、呼吸频率、VT 等是否准确可靠。

(5) 检查麻醉机的附加功能，如监护、雾化等是否正常。

(三) 麻醉机的消毒

麻醉机的消毒是指对麻醉机气路系统进行消毒，对主机一般只做清洁。麻醉机的气路可分为以下两种。

(1) 全部气路可拆卸式。主机内部气路、患者吸气和呼气回路的管道均可拆卸、清洁、消毒。

(2) 部分气路可拆卸式。麻醉机主机内部气路不能拆下，只有患者吸气和呼气回路的管道可拆下清洁、消毒。由于使用钠石灰吸收呼出的 CO_2，呼出气体返回储气囊，被再吸入，患者吸气和呼气回路污染较重，需严格消毒，若密封不好，影响手术进程。

麻醉机的气道消毒分为两步：第一步是管道的清洁：管道多为人工合成材料、橡胶、金属等，可用肥皂水、洗衣粉、洗洁精等溶液清洗，再用清水冲洗干净，晾干，尤其注意清洁管道中的痰痂、血渍、油污及其他脏污残留。第二步是管道的消毒：日常消毒，每次使用完麻醉机后需拆下患者所用的呼气回路管道进行清洁、消毒，同时换上新的或干净的管道继续工作；结束消毒，麻醉机停止使用后需要彻底进行清洁消毒，重新安装完毕后供下次使用。

麻醉机的消毒方法可分为药物浸泡消毒法、气体熏蒸消毒法，可选用甲醛、环氧乙烷、γ 射线照射消毒法（现一般临床不用）。

各种传感器均为精密电子产品，价格高，易损坏，必须根据麻醉机说明书和操作指南进行操作，传感器一般不能用水冲洗，能接触水的部分可以轻轻刷洗，不能接触水的部分必要时可用 75%酒精棉球轻轻擦拭干净。

麻醉机主机内部的清洁是除尘、除水，若有灰尘等可用吸尘器吸除。麻醉机内部结构不同，需要消毒的部件也有所差异。除水的方式需根据水分在麻醉机中的不同位置而确定。

麻醉机主机外部可用湿棉布轻轻擦拭，放室内用紫外线照射或在洁净手术间中自然净化。

在对麻醉机进行清洁与消毒的同时，也应重视对病室的清洁和消毒。每天用 0.12%的过氧乙酸擦拭室内物品，如床、地板等；定期利用紫外线或其他消毒设备对室内进行消毒，如洁净手术室的自然净化，患者撤离后房间彻底清洁消毒。

第七章

除颤器

第一节 除颤器的工作原理

一、除颤器相关概念介绍

心律失常是指心脏搏动的频率、节律、起搏部位、传导速度或兴奋次序的异常。

心脏电复律和电除颤是指在严重快速心律失常时，将一定强度的电流直接或经胸壁作用于心脏使全部或大部分心肌在瞬间除极，然后心脏自律性最高的起搏点（通常是窦房结）重新主导心脏节律的治疗过程。也就是说，通过电击的方式将异常心脏节律转复为正常窦性节律。

除颤器是利用较强的脉冲电流通过心脏来消除心律失常，使之恢复窦性心律的一种医疗器械。其主要由监护部分、电复律机、电极板、电池等部分构成。

除颤起搏分析仪是对除颤器进行性能检测的仪器。

二、除颤器的结构与原理

心脏除颤器的基本组成部分为充电电路、放电电路及充放电控制电路。充电电路由低压直流电源、电压变换器、高压整流组成，放电电路由电容器组成，充放电控制电路由继电器、电能表等组成。其工作原理如图 7-1 所示。其中，电压变换器将直流低压变化成高压脉冲，经高压整流后向储能电容器充电，使电容器获得一定电能，储能过程不到 1min。

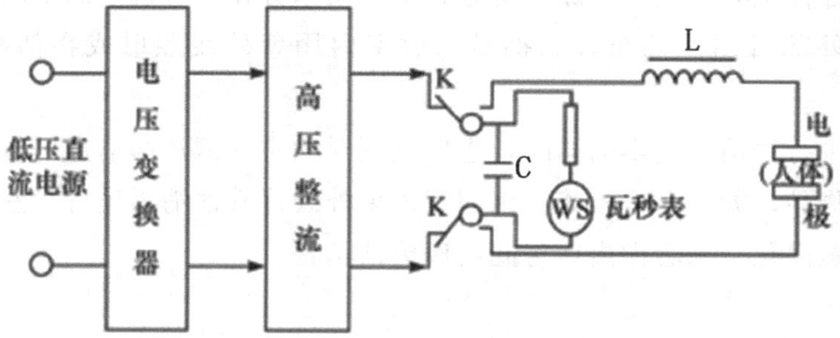

图 7-1 心脏除颤器的充放电基本原理

除颤治疗时，控制高压继电器 K 动作，使充电电路被切断，由储能电容 C、电感 L 及人体（负荷）串联接通，使之构成 RLC（R 为人体电阻、导线本身电阻、人体与电极的接触电阻三者之和）串联谐振衰减振荡电路，即阻尼振荡放电电路，其波形如图 7-2 所示。

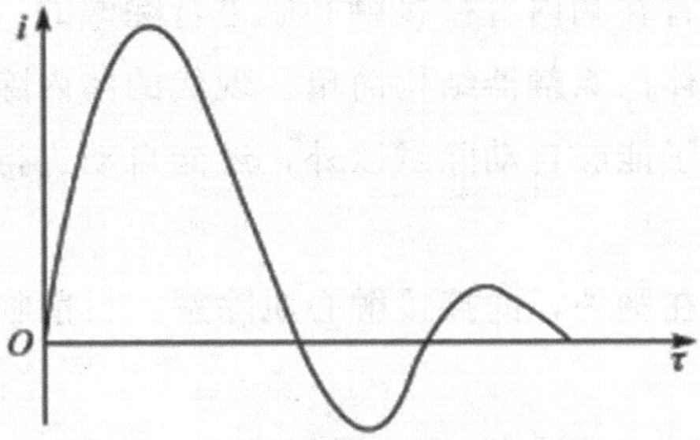

图 7-2 阻尼振荡放电电路波形

电容器储存的电能经电感、导线及人体构成的放电回路产生高压放电脉冲，通过胸部由一个极板到另一个极板。通过电击，患者可消除某些心律失常，使心律恢复正常。

三、除颤器的分类

（一）按电流分类

按电流分为交流除颤器和直流除颤器。

交流电转复是指交流电大小和方向随时间做周期性变化，通常每秒变 100 次（频率为 50Hz），无须分正、负极。原始的除颤器是利用工业交流电直接进行除颤的，由于难以控制发放电量，容易损伤心脏，且常会触电造成伤亡。因此，目前除心脏手术过程中还有用交流电进行体内除颤（室颤）外，一般用直流电除颤。

直流电转复是指直流电大小和方向不随时间变化，正电荷从高电势处流向低电势处。先向除颤器内的高压电容充电，达到设置的势能，然后数秒内突然向心脏释放，使之复律。由于其电压、电能、电脉冲宽度控制在一定范围内，故比较安全。

（二）按除颤模式分类

按除颤模式（是否与 R 波或同步信号同步）分为同步除颤器和非同步除颤器。

同步除颤是指除颤时与患者自身的 R 波同步，一般使电击脉冲波刚好落在 R 波的下降沿。同步除颤用于除室颤、室扑、室上速、室速等。以上几种心律失常仍有自身节律，实施电除颤时，除颤脉冲的释放须与患者的心搏同步，确保使电刺激信号落入心室绝对不应期中，以免落入心室易激期（T 波波峰附近）而引起室颤。进行同步除颤时，心电监护仪上每检测到一个 R 波，屏幕上都会出现同步标识，充电完成后实施放电时，只有出现 R 波才会有放电脉冲。

非同步除颤是指除颤时无须考虑患者的自主节律。绝对适应证是心室颤动。在心搏骤停时，为了争取时间，在不了解心搏骤停性质的情况下，可立即实施非同步除颤，也称为盲目除颤。非同步除颤器适用于心室颤动和扑动（因为没有振幅足够高、斜率足够大的 R 波，即 R 波不明显）。除颤时与患者自身的 R 波不同步，放电脉冲的时间由操作者决定。

（三）按电极安放位置分类

按电极安放位置分为体内除颤器和体外除颤器。

体内除颤器是将电极放置在胸内直接接触心肌进行除颤的。早期除颤主要用于开胸心脏手术时直接心肌电击，这种体内除颤器结构简单。现代的体内除颤器是埋藏式的，这与早期体内除颤器不大相同，它除了能够自动除颤以外，还能自动进行心电的监护、心律失常的判断、疗法的选择。

体外除颤器是将电极放在胸外，间接接触心肌除颤。目前临床使用的除颤器大多属于这一类型。

（四）按操作方式分类

按操作方式分为手动除颤器、半自动除颤器和自动体外除颤器。

手动除颤是相对自动除颤而言的，放电和充电均需要手动。半自动除颤是指放电手动，充电自动。自动体外除颤器是一种由计算机编程与控制的，用于体外电除颤的、自动化程度极高的除颤器。

自动体外除颤器具有自动分析心律的功能。当电极片粘贴好之后，仪器立即对心搏骤停者的心律进行分析，迅速识别与判断可除颤性心律（心室颤动或无脉性室速），一旦患者出现这种可除颤性心律，自动体外除颤器便通过语音提示和屏幕显示的方式，建议操作者实施电除颤。

第二节　除颤器的质量控制

一、检测标准

除颤器的检测需符合 JJF 1149—2014《心脏除颤器校准规范》、GB 9706.1—2007《医用电气设备　第 1 部分：安全通用要求》和 GB 9706.8—2009《医用电气安全要求　第 2—4 部分：心脏除颤器安全专用要求》。

二、检测仪器与环境条件

常用检测仪器为 Fluke 公司的 ESA615 电气安全分析仪和 Impulse 7000DP 除颤分析仪。

环境温度：(20±10)℃。

相对湿度：不大于 80%。

电源：电压（220±11）V，频率（50±1）Hz。

其他：周围无影响检测系统正常工作的机械振动和电磁干扰。

三、检测项目

心脏除颤器和（或）除颤监护仪的质量控制技术检测主要是对仪器的外观及工作正常性检查、释放能量、充电时间、充电次数、能量损失率、内部放电、同步模式、除颤后心电监护仪的恢复及心电监护仪对充电或内部放电的抗干扰能力进行检测。

（一）释放能量

除颤监护仪与分析仪连接好以后，在除颤监护仪上设置一个能量，进行充电，充好以后在分析仪上进行放电，通过显示屏可以看到放电能量是否与预设值一致，以判断除颤监护仪电能的准确度。

（二）同步模式

同步模式用于评估除颤监护仪在同步电复律期间与患者（或模拟仪）ECG 波形的同步程度。进行该项目检测时，需要在除颤监护仪上选择同步，按照测试规范将除颤监护仪能量调到 100J。进入同步测试，方法与能量测试一样，需要注意的是该项目检测除颤放电与患者心电的 R 波同步，所以只有在除颤监护仪监测到分析仪发出的 R 波信号时才能进行有效放电。同样地，在该界面也可以进行波形设置及波形转换。

（三）充电时间

按充电时间软键，评估除颤监护仪充电电路和元件的能力，以保证在临床应用中工作正常。应在除颤监护仪最大电能水平条件下完成该测试。

四、检测方法

除颤器的常用检测设备为 Impulse 7000DP 除颤分析仪，如图 7-3 所示。

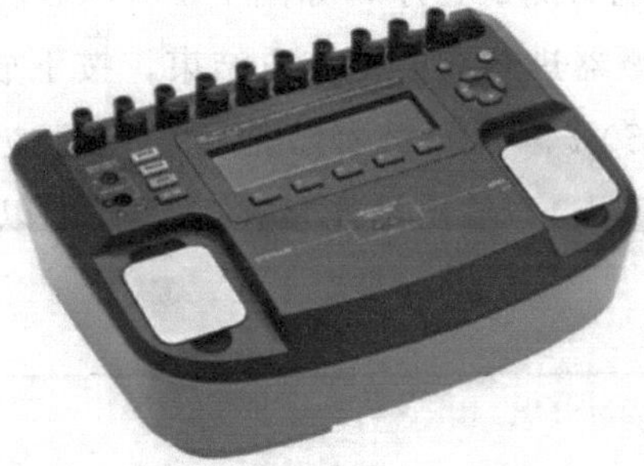

图 7-3 Impulse 7000DP 除颤分析仪

该除颤分析仪有三种主要的除颤器测试功能，用于评估除颤器的性能，包括能量、同步和充电时间。设置除颤分析仪以进行除颤器测试，选择“defib”，具体分为以下六个检测步骤。

（一）开机

按下前面板上的电源按钮“①”启动分析仪。在经过短暂的自检后，除颤分析仪会显示如图 7-4 所示的画面，表示已经准备就绪。

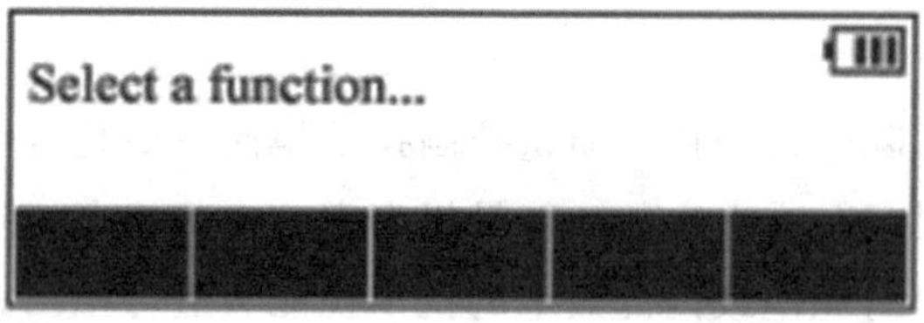

图 7-4　除颤分析仪准备就绪画面

（二）连接除颤器和除颤分析仪

图 7-5 为除颤器与除颤分析仪的两种连接方法。如果在除颤器上使用外接电极，要将除颤器电极片插入除颤器插孔。

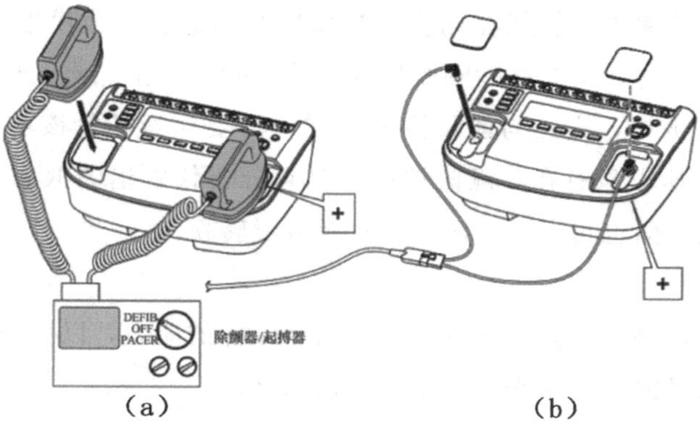

图 7-5　除颤器与除颤分析仪连接

（三）能量测试

按下"Energy"软键进入能量测试程序，如图 7-6 所示。将电极板紧贴除颤分析仪输入部分，使用一种能量设置对除颤器进行充电。充电结束，按下放电按钮。除颤分析仪感测放电（注意：对除颤分析仪内置 50Ω 阻性负载释放能量，测量应不少于 6 个能量点，并且其中应包括最大能量点和最小能量点），输出的能量在显示屏中以焦耳为单位显示（最大允许误差为设置值的±15%）。

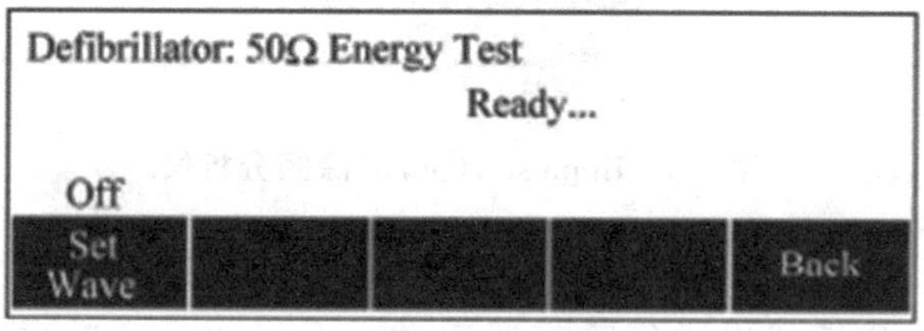

图 7-6　除颤器能量测试

（四）同步测试

在除颤器上开启同步触发功能。在除颤器主菜单中，按下"Sync"软键，如图 7-7 所示。将波形设置为需要的特性后，对除颤器进行充电并在除颤分析仪输入端对其进行放电。

除颤分析仪感测放电，测量延迟在显示屏中出现。

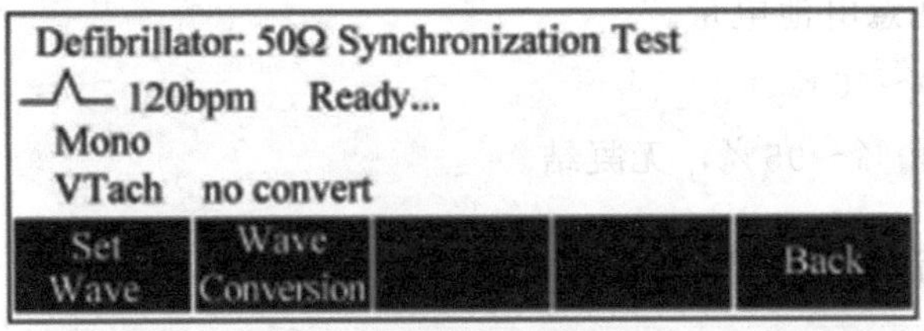

图 7-7　除颤器同步测试

（五）充电时间测试

在开始充电时间测试之前，确保没有对除颤器进行充电。在除颤器主菜单中，按下“Charge Time”软键，显示“Measure Charge Time”界面，如图 7-8 所示。使电极板紧贴除颤分析仪输入部分，将除颤能量调节至最大。按下“Measure”软键几秒后，Charge Defib in：倒数计秒开始。当倒数计秒达到零时，蜂鸣器响起，按下除颤器上的充电按钮。除颤分析仪开始累计充电时间。当除颤器充满电时，将除颤器的电放到除颤分析仪中。除颤分析仪感测放电，充电时间在显示屏中出现（应不大于 20s）。

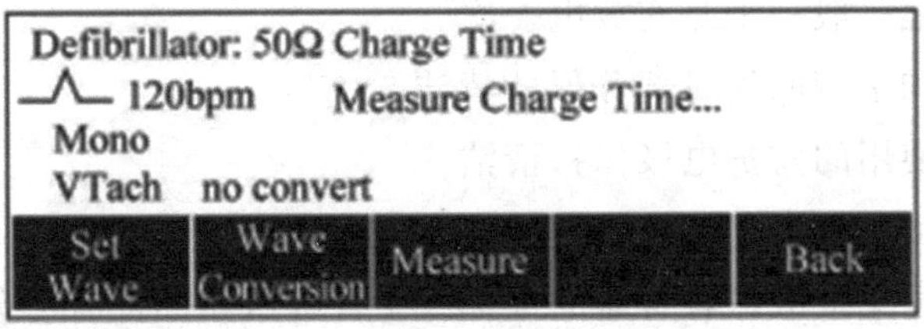

图 7-8　除颤器充电时间测试

（六）测试完成

断开除颤器，关闭除颤分析仪。

第三节　除颤器的维护与保养

一、外观、配置及运行条件

（1）检查设备外观是否有机械损伤；所有旋钮、开关应牢固可靠，定位准确，并有报警功能及取消报警功能。

（2）确保设备外表清洁，设备上无外加硬物及液体等有可能损坏设备的物体。

（3）附件检查：检查导联线有无损坏和断路现象；记录盒内是否有记录纸；电极片是否

过期。

（4）开机自检时注意电池电量。

（5）环境温度为 0～40℃。

（6）相对湿度为 30%～95%，无凝结。

二、参数设置与功能检查

（1）根据所连接附件，打开相应参数检测功能。

（2）根据患者能否检测到心率的 R 波，设置同步或非同步除颤模式。

（3）合理设置报警上下限。

（4）检查电源提示灯等是否正常。

（5）确保心电电缆与皮肤接触良好。

（6）确保心律失常后的报警记录。

三、操作注意事项

（1）除颤抢救的时间要求很高，所以必须保证电池电量充足。

（2）抢救时，注意除颤电极板与患者皮肤有效接触，避免空载放电，延误救治。

（3）除颤器的电池一般一个月充放电一次。

（4）除颤器电极和手柄的绝缘部分保持清洁。

（5）使所有重复使用的监护电极保持清洁。

（6）除颤时不要触及患者。

（7）告知使用者避免接触患者身体的头部或手臂等裸露的皮肤部分，以及床架或担架等可能造成不必要的除颤电流通路的金属部分。

四、常见问题处理

除颤器故障可分为除颤故障、显示器故障、记录器或打印故障、心电故障、电池/充电电路故障等。有故障诊断模式的除颤器可查找故障代码或故障信息，以检查故障并判断故障原因。

五、检测周期

除颤器及除颤监护仪的检测周期通常为每年两次，如果使用频率过高为每季度一次，必要时可提前送检；首次使用前和修理后应进行检测。

第八章 高频电刀

第一节 高频电刀的工作原理

一、高频电刀相关概念介绍

高频电刀（高频手术器）是一种取代机械手术刀进行组织切割的电外科器械。它通过有效电极尖端产生的高频高压电流与肌体接触时对组织进行加热，实现对肌体组织的分离和凝固，从而达到切割和止血的目的。

手术电极是使手术手柄延伸到手术部位的手术附件的部件，尖端用来产生作用于患者的高频电流，达到切割和凝血的目的，通常称刀笔。

凝血是指使用高频电流以提升组织温度，通过手术电极对组织进行凝血，减少或中止不期望的出血。

切（割）是指利用手术电极上的高密度的高频电流使生物组织切除或分开。

电灼（电凝）是指使用较长电火花（≥0.5mm），且手术电极和组织之间无须机械接触，以作用于组织浅表面的一种凝模式。

波峰因子是指电压的峰值与均方值的比值，它是衡量医用高频电刀电切、电凝效果的重要指标。

高频漏电流是指高频电刀两输出电极对地的非功能性电流，是高频手术器械安全参数，它对手术毫无作用且可造成患者的灼伤等有害的物理效应和环境污染。

二、高频电刀的组成及原理

高频电刀由主机和电刀刀柄、患者极板、双极镊、脚踏开关等附件组成。

从结构原理的角度看，高频电刀一般由电源单元、低压输出单元、振荡单元、功率输出单元、电切或电凝选择单元等组成，如图 8-1 所示。电源单元包括电源变压器等，初级输入交流 220V，次级输出高压和低压两路。振荡单元包括振荡线圈、电容、电子管或晶体管等（早期的火花式电刀无电子管或晶体管），其功能是产生高频电流。功率输出单元包括晶体管及输出功率调节电路，其作用是将高频电流进行功率放大并将其输出到电刀刀笔。电切或电凝选择单元主要选择临床需要的电切和电凝的功率，通过专用刀柄就可以完成切、凝的手术要求。

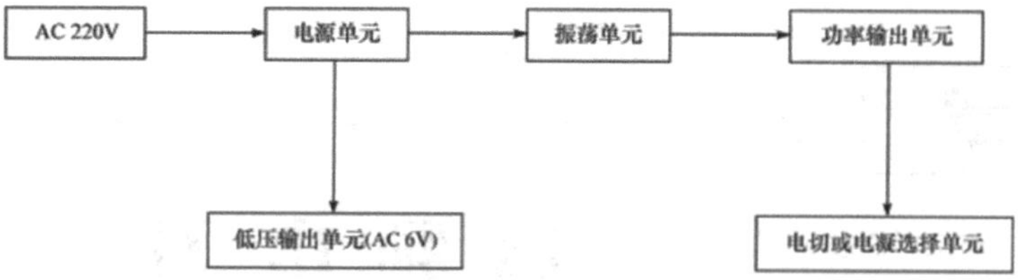

图 8-1　高频电刀的结构原理

三、高频电刀的分类

根据高频电刀的功能将其主要分为 7 种类型：多功能高频电刀，具有纯切、混切、电灼、单极电凝、双极电凝等功能；单极高频电刀，具有纯切、混切、电灼和单极电凝等功能；双极高频电刀，具有双极电凝功能；电灼高频电刀，具有单极电灼功能；内镜专用高频电刀，具有纯切、混切和电极电凝等功能；氩气高频电刀，具有氩气保护切割、氩弧喷射凝血等功能；多功能美容用高频电刀，具有电凝、电灼、超高频电灼等功能。

第二节　高频电刀的质量控制

一、检测标准

检测标准为 GB 9706.1－2007《医用电气设备　第 1 部分：安全通用要求》、GB 9706.4－2009《医用电气设备　第 2-2 部分：高频手术设备安全专用要求》和 JJF 1217－2009《高频电刀校准规范：校准条件》。

二、检测仪器与环境条件

（一）检测设备

Fluke 公司的 ESA615 电气安全分析仪和 QA-ESII 高频电刀分析仪。

（二）检测环境

检测环境温度 15～35℃。

相对湿度≤80%，大气压力 86～106kPa。

供电电源（220±22）V、（50±1）Hz。

周围环境无明显的机械振动和电磁干扰。

三、检测项目及方法

（一）电气安全检测

接地电阻小于 0.3Ω；正常状态，机壳漏电流小于 0.1mA，单一故障状态，机壳漏电流小于 0.5mA。

环境温度 15～35℃，相对湿度不高于 80%；电源电压 220V、频率 50Hz，周围无影响正常工作的机械振动和电磁干扰。

(二) 高频漏电流检测

中性电极对地绝缘的高频漏电流检测，检测电路如图 8-2 所示。从中性电极经一个 200Ω 无感电阻流向地的高频漏电流不小于 150mA。

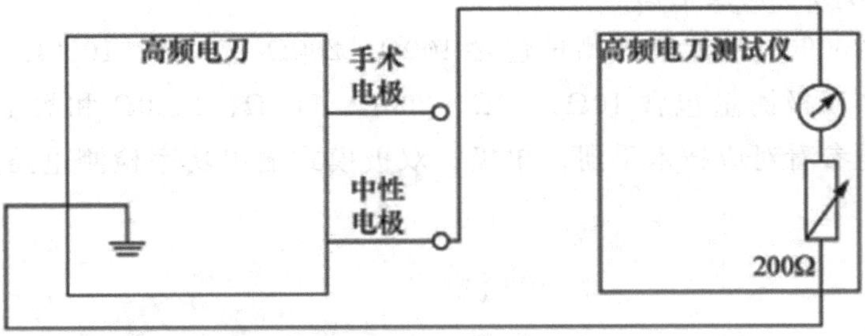

图 8-2　中性电极对地绝缘的高频漏电流检测电路

手术电极对地绝缘的高频漏电流检测，单极电极和双极电极高频漏电流检测电路如图 8-3 和图 8-4 所示。要求单极电极的高频漏电流不大于 100mA；双极电极的高频漏电不大于 $\sqrt{0.01\times\frac{P_0}{200}}\times1000$（mA），其中 P_0 为最大额定输出功率。

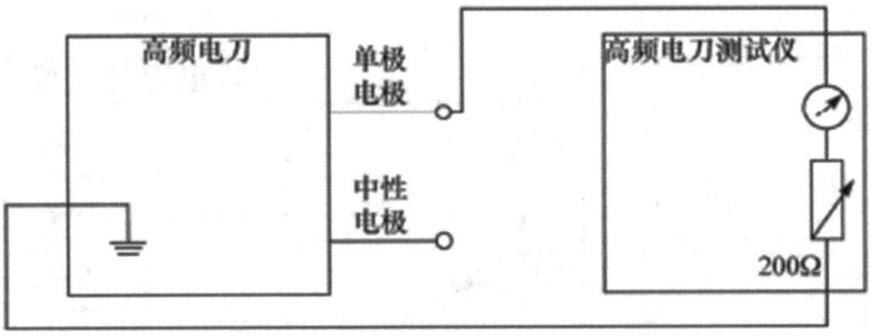

图 8-3　单极电极高频漏电流测试电路

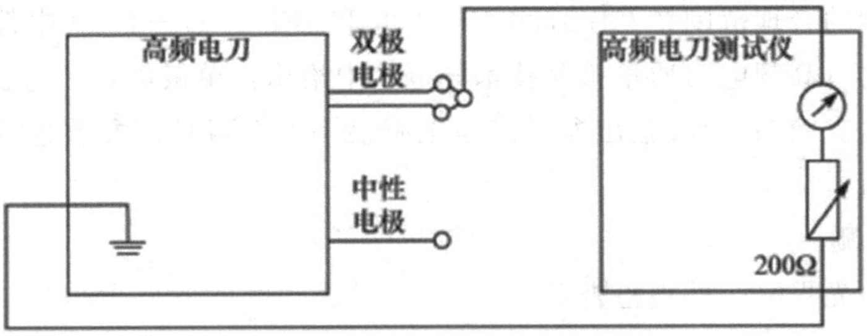

图 8-4　双极电极高频漏电流检测电路

（三）输出功率检测

1．不同额定负载的输出功率检测

GB 9706.4—2009 对高频电刀输出功率的设定值没有明确规定，JJF 1217—2009 要求在额定输出功率的 10%～100%内均匀选取 5 个点测试。单极电凝的输出功率设定为 30W、70W、90W、120W，双极电凝的输出功率设定为 7W、15W、20W、70W，上述输出功率的设定必须包含设备最大输出功率。其额定负载电阻阻值则需要查看高频电刀对应的使用手册或维修手册。

2．不同负载时功率偏差范围

GB 9706.4—2009 中要求单极测量包含 100Ω、200Ω、500Ω、1000Ω、2000Ω 和额定负载等至少 5 个点，双极测量包含 10Ω、50Ω、200Ω、500Ω、1000Ω 和额定负载等至少 5 个点。额定功率值需参看对应技术手册。单极、双极模式输出功率检测电路如图 8-5 和图 8-6 所示。

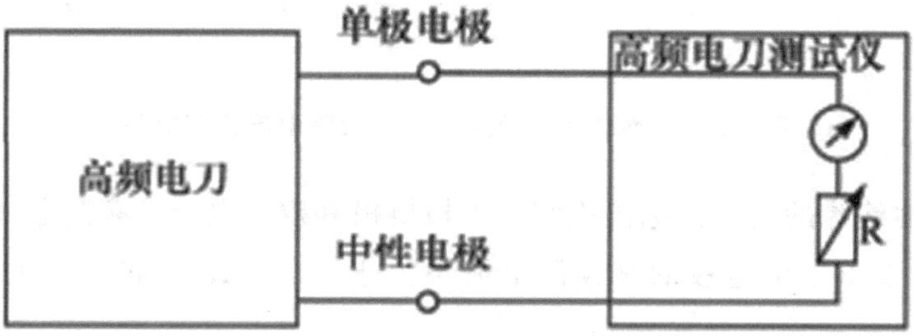

图 8-5　单极模式下输出功率检测电路

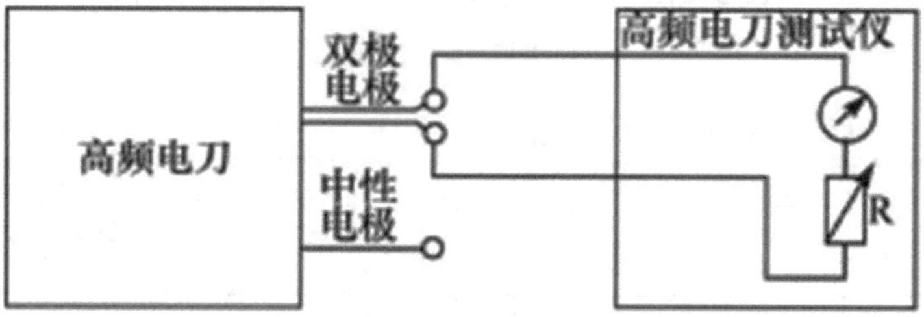

图 8-6　双极模式下输出功率检测电路

（四）波峰因子检测

波峰因子检测的合理范围在 GB 9706.4－2009 和 JFF 1217－2009 中都没有给出具体数值。在军队使用的《高频电刀质量检测技术规范》中给出：单极电切参考值为 1.4～3.5，单极电凝参考值为 3.5～12；双极输出参考值为 1.4～2.0。检测时该参数也可直接调用高频电刀手册中的标称值。

（五）报警检测

高频电刀的声光报警、外观检查等。

第三节 高频电刀的使用与维护

高频电刀的原理看似简单，但是在日常使用和维护中还是有很多需注意的事项，不然极易由于使用不当或维护时没发现设备的异常，患者或使用人员发生电灼伤或电击，威胁患者和医务人员的安全，引发不必要的医疗纠纷。因此，高频电刀的规范使用和正确的日常维护尤为重要。

一、高频电刀的使用规范

高频电刀的使用分术前、术中、术后三阶段进行规范。首先，在术前进行严格审查：一方面，确保患者身上没有携带任何金属物品，要求体表各个部位与金属完全隔绝，并戴上帽子以防头发接触手术床边其他金属设备；另一方面，认真检查高频电刀的各配件是否齐全、各连接插头是否接入正常、负极板是否紧贴患者，并确认负极板与体表的接触面积大于70%。其次，在手术过程中，应注意保持高频电刀的电极与空腔脏器的间隔，在进行电切操作时尽量往实质器官侧靠拢，并且需要严格控制高频电刀的输出功率，确保单极模式下的输出功率低于400W，双极模式下的输出功率低于500W。最后，高频电刀在使用完毕后，要先将各模式能量输出调整至0挡位，然后关闭电源开关，整理并安置好电刀笔、脚踏等配件，去除负极板时检查患者接触的体表皮肤有无灼伤。另外需要注意的是，装有心脏起搏器的患者一般不建议使用高频电刀进行手术，如果遇到一定要使用的特殊情况，医师必须遵循心脏起搏器的使用说明谨慎操作，并做好有效的预防措施。

二、高频电刀的日常维护

高频电刀的日常维护能够预先排查、解决一部分设备的问题，大大降低使用过程中的风险，对提高其临床使用安全性具有十分重要的作用。

高频电刀的维护说明如下：

（1）确保金属外壳可靠接地，与设备接地点的电阻小于0.2Ω，以防外壳漏电，同时减少对外界产生的高频辐射。

（2）确保与患者的低频电流小于10μA，以防过高的低频电流对患者的心脏和神经系统造成伤害，甚至危及生命。

（3）确保高频电流小于150mA，以防过高的高频电流对患者发生电灼伤。

（4）确保输出回路与设备外壳之间具有良好的隔离，绝缘电阻大于100MΩ，以防迅速增大高低频电流造成灼烧。

高频电刀的维护周期一般为2个月1次，除了对照上述四点进行技术排查，维护内容还包括三个方面：第一，确保设备外观、配件及接口正常，检查各配件有无破损，脚踏开关的连线是否正常，负极板连线是否正常，该项维护能够简化高频电刀在使用过程中的术前检查流程，提高手术效率；第二，对高频电刀进行设备除尘，这样可以降低高频电刀故障发生频率，延长其使用寿命；第三，输出功率检测和设备状态评估，对高频电刀各模式下机器显示的输出功率进行实际功率检测并记录，制作数据表格，评估其工作状态，发现输出误差较大时，立即采取相应的措施，进而降低临床使用的风险。

第九章 血液透析净化设备

第一节 血液透析净化系统的工作原理

人体有两个肾脏，成年人每个肾脏约为 12cm×6cm×3cm，重量一般为120～150g，并且由约 100 万个肾单位组成。每个肾单位都是由肾小球、肾小囊、肾小管三个部分组成。肾小球主要功能是对血液的超滤作用，肾小囊主要功能是对原尿的收集作用，肾小管的主要功能是重吸收与排泄作用。肾脏的主要功能：①排泄体内代谢产物和进入体内的有害物质；②通过尿的生成，维持水的平衡；③维持体内电解质和酸碱平衡；④调节血压；⑤促进红细胞生成；⑥促进维生素 D 的活化。

肾脏是人体的主要排泄器官，对维持人体机体内环境的稳定起着不可替代的作用，因此患者发生肾衰竭，会导致毒素在体内聚集，威胁患者的生命。

血液透析（HD）是指通过血透机配套的透析器，俗称人工肾，将患者体内血液里的有害毒素过滤出去，再把干净的血液送回患者身体，同时补充患者血液中必需的电解质，不断循环反复，让血液的生理指标维持正常，是现行急慢性肾衰竭患者肾脏替代治疗方式之一。

在血液透析过程中，患者的血液通过透析器在体外完成循环。血液透析器有两个内室，它们由一块薄膜分隔开，其中一个内室中注入血液，另一个内室中注入透析液。血液透析器的薄膜是半透性的，只有水和特定大小的溶质才能通过。血液透析的体外环境是受血透机监控的，同时血透机也在配置透析液。当血液透析治疗开始时，为了消除患者的血液中多余的体液和毒素，需利用透析器中薄膜两边之间的压力梯度，促使水分通过超滤过程离开血液，穿过薄膜进入透析液。

在整个透析治疗过程中，超滤出来的液体量必须与多余的液体量相符。由于透析液是不含有尿素等毒素及废物的，可以在薄膜两边制造出一种浓度梯度差异。这个浓度梯度差异使血液中的毒素及废物随着扩散作用离开血液，穿过薄膜进入透析液，通过血液透析治疗，使得血容量得到调整，同时也清除血液中的毒素及废物。脱水（超滤）和扩散（溶质清除）这两个过程是同时进行的。

一、人工肾的原理

（一）弥散

弥散是一种分子热运动产生的物质迁移现象，即溶质溶于溶剂形成溶液，依靠浓度梯度差异从高浓度一侧向低浓度一侧转运，从刚开始两边不同的浓度，经过一段时间，最后两边的浓度趋于均匀，原理如图 9-1 所示。

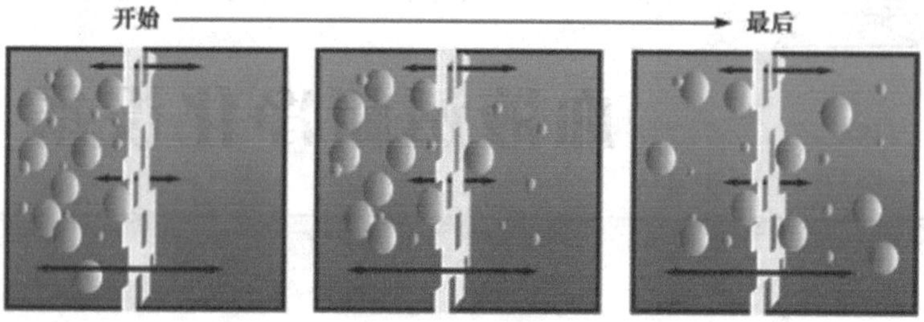

图 9-1 弥散原理

溶质的分子或微粒自身的不规则运动（布朗运动）是弥散转运能源的来源。而溶质分子与溶剂分子会产生热运动，只要溶质在溶剂中浓度分布不均匀，热运动就会使溶质分子在溶剂中分散趋于均匀。这种溶质趋于均一的弥散现象的运动规律遵循物理学中的 Fick 定律：$J_i = D_i A \cdot (\Delta C_i/\Delta x)_{\Delta x} \rightarrow 0 = D_i A\, \mathrm{d}C_i/\mathrm{d}x$ 。

式中，$\mathrm{d}x$ 是指一定的距离内，溶质 i 的弥散通量 J_i 与弥散面积 A 及浓度梯度 C_i 成正比，而 J_i 的方向却是与浓度梯度方向相反的，也就是溶质的传递方向由高浓度向低浓度方向迁移。D_i 为溶质 i 的扩散系数（cm^2/s），在一定温度下，溶质与溶剂有特定的扩散参数。

（二）对流与滤过

对流是指溶质伴随溶剂在外力作用的下一起通过半透膜移动的现象，原理如图 9-2 所示。

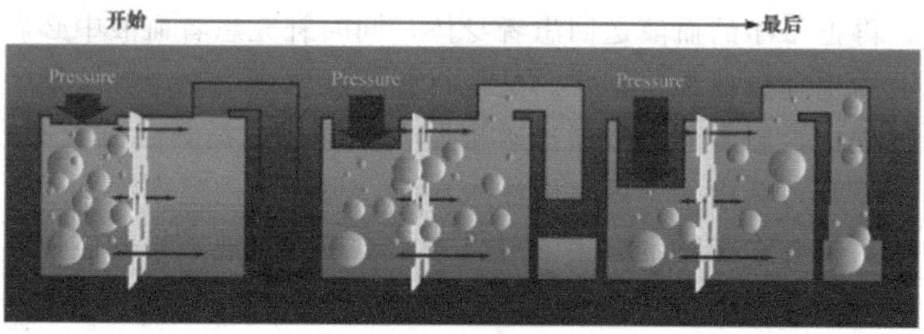

图 9-2 对流原理

在摩擦力的作用下，溶质和溶剂一起移动，不受溶质分子质量和其浓度梯度差的影响，因此跨膜的动力是膜两侧的静水压差，即溶质牵引作用。如果用一个滤过膜将血液和滤过液分开，膜两侧就会产生一定的压力差，血液中的水分就会在负压吸引下通过对流由血液侧至滤过液侧，同时血液中一定分子质量的溶质也会随着水分的传递从血液进入滤过液，这个跨膜对流传质的过程称为滤过。对流与滤过同样遵循物理学中的质量守恒定律。溶质的对流传质速率与传质面积和传质推动力成正比：

$$J_c = K_c \cdot A \cdot \mathrm{d}p/\mathrm{d}x$$

式中：J_c 为对流传质速率；A 为面积；$\mathrm{d}p/\mathrm{d}x$ 表示在点处膜两侧的压力梯度；K_c 为对流传质系数。

在血液透析过程中，一般利用弥散和对流这两个原理来清除体内多余的水分、无机盐等，原理如图 9-3 所示。

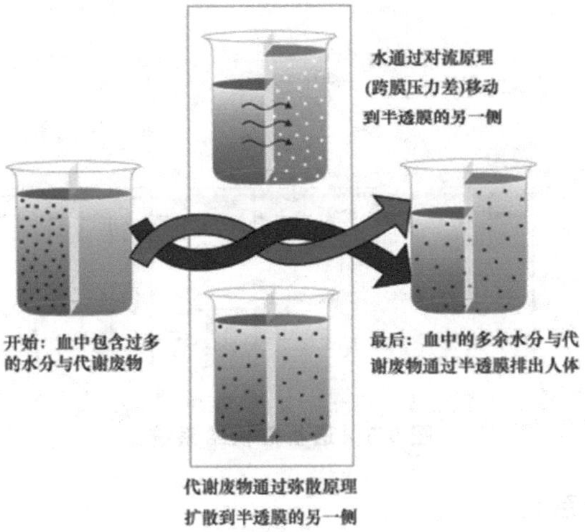

图 9-3 血液透析的原理

（三）吸附

吸附是通过正、负电荷的相互作用使透析膜表面的亲水性基团选择性吸附某些蛋白质、毒物及药物（如 β_2 微球蛋白、补体、炎性介质、内毒素等）。蛋白质被透析膜吸附后，溶质的扩散清除率会降低，而且所有透析膜表面均带负电荷，膜表面负电荷的数量直接决定了能吸附带有异种电荷蛋白的数量。在血液透析过程中，血液中某些异常升高的蛋白质、吸毒物和药物等选择性地吸附于透析膜表面，使这些致病物质被清除，从而达到治疗的目的。

二、血透机

血透机大致上可分为血液监护报警系统和透析液供给系统两个部分，其主要功能是将患者完成透析作用后的血液通过血液监护报警系统返回患者体内，同时透析后的液体作为废液通过透析液供给系统排出。血液监护报警系统由血泵、肝素泵、压力表、空气探测器及静脉夹等组成，如图 9-4 所示。

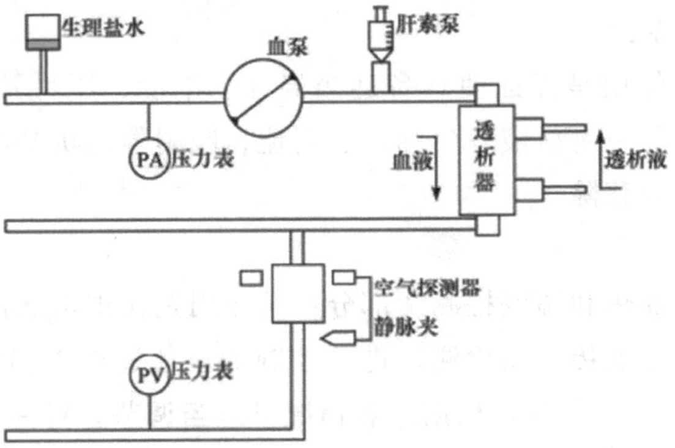

图 9-4 体外血液循环通路

透析液供给系统由温度控制系统、除气系统、配液系统、电导率监测系统、透析液流量控制系统、超滤监测系统和漏血监测系统等组成，如图 9-5 所示。

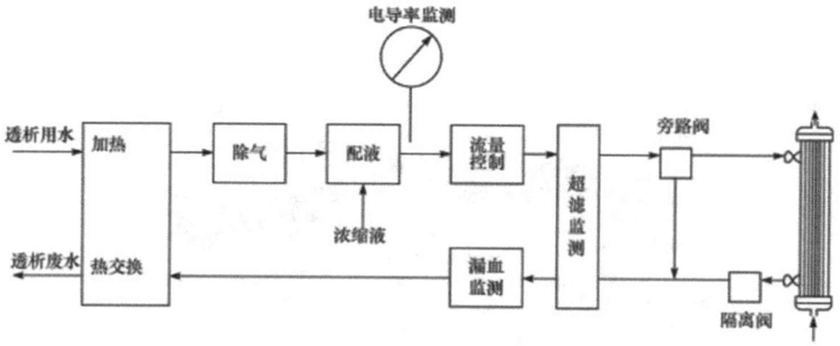

图 9-5 透析液供给系统

（一）血液监护报警系统

1. 血泵

血泵是体外循环的动力来源，保证血流量的稳定，推动各种血路管道内形成稳定的血流环来维持血液透析治疗顺利进行。血泵内设有闭环控制系统，具有检测及调节转速的功能。

2. 肝素泵

肝素是一种抗凝剂，在体内外都有抗凝血作用。肝素泵，顾名思义，是一种肝素的微量注射泵，通过持续不断向患者血液中注射肝素，起到体外血液循环抗凝的作用，并且其注射速率在一定范围内是连续可调的。

3. 压力监测系统

压力监测系统主要包括静脉压监测和跨膜压监测，普遍采用压力传感器来实现。压力监测的大小与患者本身的血压值无关，而是主要取决于血液流速、血液通路各处的阻力以及透析器的尺寸，并具有报警功能，报警动作的误差是±10mmHg。

4. 空气监测系统

空气监测系统的作用是监测血液流路以及静脉滴壶中是否有气泡产生，避免气泡流进患者体内导致生理紊乱，其敏感度为 0.03～0.05mL。

（二）透析液供给系统

透析液供给系统的作用是保证使具备适当温度、浓度、压力及流速的透析液进入透析器，并与进入透析器内的患者血液发生弥散、对流、吸附等透析基本过程，同时以适当的速率将患者体内多余的水分移除。

1. 温度控制系统

温度控制系统包括加热和温度检测两部分，其作用是在正常透析时将反渗水加热后与浓缩液进行混合，温度由温度传感器检测，进而控制加温使透析液温度与设定的温度相符合，透析液温度普遍控制在 37℃左右，根据患者情况可适当调节，可一般为35℃～40℃。

2. 除气系统

除气系统的作用是除去透析液中的空气，气泡在透析液中有可能引起血液空气栓塞、降低废物的清除率、影响透析液的流量和压力，进而影响电导率浓度等情况发生。水和浓缩液中存在一定量的空气，透析液在配置过程中碳酸氢盐的存在也会有气体产生，因此需要进行除气。除气时采用负压原理，一般除气压设为－600mmHg左右。

3. 配液系统

配液系统的作用是将浓缩液以一定的比例与水在混合腔中混合，配制生成适当离子浓度的透析液。

4. 电导率监测系统

电导率监测系统的作用是将监测得到的数值传送到CPU单元，与系统设定的电导率值进行比较，达到控制浓缩液配置模块，保证配置出的透析液符合要求。设定电导率报警极限，通过对电导率的监测来实现监测透析液离子总的浓度，以此有效防止浓度配比错误的透析液进入透析器并发出警报。电导率的范围为13～15mS/cm，精确度为±2%，监测的精确度可能受透析液的温度及其中的气泡影响。

5. 透析液流量控制系统

透析液流量控制系统的作用是调控透析液的流速，其监测方式一般有流量传感器直接测量和间接测量方式。其中间接测量方式如用平衡腔控制容量，则利用换向的次数计算总的流量。透析液的测量单位为mL/min，流量最大一般不低于600mL/min，其误差不大于±（5～10)%。

6. 超滤监测系统

超滤监测系统主要由超滤泵及管路两部分组成，其作用是利用跨膜压（TMP）的压力控制或容量控制来达到超滤、去除血液中水分的目的。用户可以设定超滤的目标值，机器通过对TMP的调节，控制超滤的速度，最终达到超滤的目标。

7. 漏血监测系统

漏血监测系统通常安装在透析器下游位置，利用检测透析液的透光强度进行监测，作用是避免在透析过程中发生透析膜破膜现象导致的漏血对人体造成伤害，其监测漏血量的敏感度为0.4～0.5mL/L。

（三）清洗消毒系统

透析结束后或开始前，血透机可自动进行清洗消毒。计算机控制的清洗消毒有多种程序可供选择。清洗消毒有三种方法：一是热水冲洗，热水的温度一般在85℃以上，冲洗时间一般为20min；二是化学制剂消毒，一般使用5%的次氯酸钠消毒；三是热化学消毒，一般是利用柠檬消毒剂中的柠檬酸在加热至一定条件可以达到高水平消毒的方法，对血透机管路起到清洁作用。

（四）微机处理系统

血透机可自动检测超滤的过程，其液晶显示器可显示出操作程序，自行判断警报的原因及解除信号等，使血透机系统更加完善准确。

第二节　血液透析设备的质量控制

一、检测环境及设备条件

（一）检测环境条件

血液透析设备的检测环境包含环境温度、相对湿度、供电电源及周围有无明显影响检测设备正常工作的机械振动和电磁干扰等。

环境温度（20±10)℃；相对湿度不大于80%。

供电电源：交流电压（220±22）V，频率（50±1）Hz。

（二）检测设备条件

血液透析检测设备包含血液透析装置检测仪、输液泵质量检测仪、电子秒表、电子秤、注射器、漏血检测液等。

血液透析装置检测仪的电导率测量范围为0～25mS/cm，最大允许误差为±0.1mS/cm；温度测量范围为10℃～90℃，最大允许误差为±0.15℃；压力测量范围为－400～400mmHg或－53.3～53.3kPa，最大允许误差为±3mmHg或±0.4kPa；pH值测量范围为0～14，最大允许误差为±0.1。

肝素泵质量检测仪的测量范围为（0.5～15）mL/h，最大允许误差为±（2%读数＋1个字）。

电子秒表的分度值为0.1s，日差±0.5s/d。电子秤最大称重量为5kg，分度值0.1g。

注射器用于检测加压或减压，规格型号为20mL。

漏血检测液用于检测被检装置的漏血检测功能是否正常。

（三）检测人员条件

从事血液透析设备质量控制的人员必须具备机械、电子学及一定的医学知识背景，具有技师或工程师资质，熟悉血液透析设备的工作原理和操作技术，接受过血液透析设备质量检测知识培训，获得检测员资质。

二、检测仪器和参考规范

血液透析设备检测仪器使用德国IBP公司的IBP HDM97血透机检测仪，可检测血透机的温度、电导率、动（静）脉压力和透析液流量。

参考规范为JJF 1353－2012《血液透析装置校准规范》《血液透析装置质控检测技术规范（试行）》、YY 0054－2010《血液透析设备》、GB 9706.1－2007《医用电气设备　第1部分：安全通用要求》及《血液透析管理规范》。

三、主要质量控制参数介绍

（一）透析液温度

透析液温度保持恒定是维持血液在体外循环透析时的基本条件。透析液的温度检测范围为 35℃～37℃，最大允许误差为±0.5℃。当透析液的温度超出设定报警温度的阈值时，会发出声光报警，并阻止透析液流向透析器和阻止置换液流进血液里。

（二）透析液电导率

透析液成分和浓度的稳定性是患者得到充分透析的保证。透析液电导率检测范围为 13.5～14.5mS/cm，最大允许误差为±0.3mS/cm，当检测到电导率超过预先设置值的±5%时，会发出声光报警。

（三）透析液 pH 值

透析液 pH 值的检测可以防止放错透析浓缩液（如消毒剂）或配制错误而使患者发生危险，检测范围为 7.1～7.5，最大允许误差为±0.2。

（四）透析液流量

透析液流量过低，透析不充分，会影响患者的治疗效果；流量过高，尽管对患者有好处，但医院浪费了资源。其检测范围为 300～800mL/min，最大允许误差为±10%。

（五）动（静）脉压力

透析器内凝血或血栓的形成是影响动（静）脉压力的根本原因，因此动（静）脉压监控必须设置有高低限压力声光报警阈值，当检测到示数异常，立刻发出报警。报警动作误差为±10mmHg 或±1.3kPa。

（六）肝素泵注入流量

血液在透析过程中极易产生凝血现象，肝素是一种抗凝剂，因此必须运用肝素泵把肝素注入血液之中，以阻止其继续产生凝血的临床现象。其检测范围为 1～10mL/h，最大允许误差为±0.2mL/h 或读数的±5%，两者取绝对值较大者。

（七）血泵流量

血泵血流量是通过血泵的运转速度来计算的，滚动足压得过松会产生血液返流，出现实际血流量降低的现象；滚动足压得过紧会对血细胞造成破坏，出现溶血的现象。因此必须对血泵流量进行检测，检测范围为 100～400mL/min，最大允许误差为±10%。

（八）脱水流量

透析治疗完成后，血透机的脱水泵可以精确地脱去设定的脱水量。脱水流量的检测范围为 500～1000mL/h，最大允许误差±30mL/h。

（九）空气报警

空气报警器的作用是当检测到静脉管路上的静脉壶或静脉壶以下有单个体积不小于 0.2mL的气泡产生时，机器发出声光报警，同时静脉回路上的静脉夹关闭，血泵停止运行。

（十）漏血监护系统

漏血监护系统是当透析液经过透析器透析液区时，透析机对其进行检测，若检测出异常，发出声光报警，用以评估、推测透析器膜的破损情况。在最大规定透析液流量下，当漏血监护系统检测到每升透析液中漏血大于或等于 1mL 时，发出报警，同时停止血泵运行，并中断任何置换液流动。

四、性能检测过程

（一）检测前的准备

由于血透机在完成透析后，残留的沉淀物造成机器管路变窄、阻塞，在检测前，必须对每台待检测的透析机使用柠檬酸进行消毒、脱钙处理，保证检测仪可以正确检测到流量、温度、电导率等参数。保证中心供液系统运行正常，有合格的A、B液送出。血透机开机后需通过自检程序，待电导率、温度和透析液流量等待检测指标稳定后方可开始检测。

（二）透析液温度的检测

先打开血透机的旁路阀，将IBP HDM97的温度/电导率探头连接至透析管路，再关闭旁路阀并同时打开流量开关。当透析液流量处于额定工作流量时，首先在透析机上将透析液流速设定为500mL/min，将温度设定到低、中、高三个点，即调节透析液温度为35℃、36℃、37℃三个测量点，等待检测仪上的温度检测数值显示稳定后，记录透析机与检测仪上的温度数值并进行对比，误差不得超过±0.5℃。

同时需要检测的是血透机的超温报警功能，预先在血透机控制面板上设置好透析液的报警温度阈值，再缓慢将透析液的温度调高到设定好的报警温度阈值，检测是否有声光报警，其误差不得超过±0.5℃。

（三）透析液电导率的检测

检测透析液的电导率之前，先将A、B液吸管接至浓缩透析液，接着核查电导率，若发现电导率数值偏移超过允许的误差范围，则必须进行校正。检测时，需要等待血透机的电导率达到设定值并稳定之后，调节IBP HDM97至温度/电导率检测模式，将温度/电导率探头连接到透析机的旁路接头，调节透析液温度至36℃，透析液流量为500mL/min，选取测量点13.5～14.5mS/cm，待示数稳定后读取检测值。电导率最大允许误差为±0.3mS/cm，当透析液浓度值超过透析液电导率设定值±5%时，会发出声光报警。缓慢步进调节电导率上、下限，观察电导率的指示值和设定值，以及报警动作状态。

（四）透析液pH值的检测

在血透机处于模拟患者透析状态下，先记录血透机状态栏中的pH值，再将HDM97的探头接至三通然后接入透析液管路，也可以从透析器的透析液入口处抽取新鲜的透析液直接在量杯中直接测量。待稳定后直接读取相应通道的pH值，连续测量三次，检测pH值标准范围为7.1～7.3，其示值误差应为±0.1。

（五）透析液流量的检测

在血透机处于模拟患者透析状态下，先记录血透机状态栏中的透析液流量值，再将IBP HDM97检测仪调至显示流量界面，按照流量探头上标记的箭头方向依次连接透析液流出端接头、流量探头和流入端接头，为减小误差应保持流量探头水平放置。设置透析液流量为300mL/min、500mL/min、800mL/min三个测量点，待检测仪数值稳定后记录机器透析液流量和IBP HDM97的流量示值，其误差应该在标称值的－5%～10%。

（六）动（静）脉压力的检测

在对静脉压进行检测前，先将IBP HDM97检测仪调到压力界面，在压力传感器与大气相通时，让检测仪进行一次0值校正。检测时需要用到三通接头，其中一个接头连接到机器动（静）脉压检测端口，另一个接头连接IBP HDM97血透检测仪的压力检测端口，剩余的一个接头用20mL的注射器，持续打正压或负压至稳定，耗时约1min。动脉压的测量点为－200mmHg、－100mmHg、200mmHg，静脉压的测量点为－50mmHg、100mmHg、200mmHg，调节注射器，使得透析机端的动（静）脉压达到检测点的值，夹闭注射器端的硅胶管，待检测仪端显示的压力数值平稳后记录两端的数值。取三个测量点中误差最大值作为测量结果，其最大允许误差为±10mmHg。

同时需要检测的是血透机的压力报警功能，预先在血透机控制面板上设置好动（静）脉压的报警阈值，用20mL的注射器提高或降低压力，观察声光报警时动（静）脉压指示值与设置阈值及报警动作状态，其误差不得超过±10mmHg。

（七）超滤量的检测

在血透机处于模拟患者透析状态下，先用1000mL量杯盛满1000mL的反渗水，然后将连接患者血管的两端放入该量杯，分别设置超滤率500mL/h和1000mL/h，让血透机工作1～2h，计算超滤量与量杯中减少的体积，通过对比这两个数据，可以计算出实际超滤量与血透机显示的超滤量之间的误差。这种误差分析对于评估血透机的性能和确保其准确执行超滤功能至关重要。

（八）肝素泵流速的检测

首先将充满水的注射器安装到肝素泵上，排空与注射器相连管路中的空气，并将管路的另一端放入空的量杯中，开始运行并计时。设置肝素泵流量，选取1mL/h、5mL/h、10mL/h三个点进行检测，让肝素泵工作1h后，观察量杯读数与设定速率之间的误差，误差范围应在±0.2mL/h或读数的±5%之内，两者取绝对值较大者。

（九）血泵流量的检测

在血透机处于模拟患者透析状态下，将血泵管路的流入端放入一个盛水的杯子，另一端放入一个空的杯子，设置血流量为250mL/min，等待一段时间，确认血路管路中的空气排净，再运转3min后即可计算出血泵流速正确与否，其误差范围为±10mL/min或读数的±10%，两者取绝对值较大者。

（十）气泡探测器的检测

气泡探测器的作用是防止气泡进入血液管路。在血液管路设置血流量为200mL/min的标准流量，用注射器在血液管路内注入体积为200μL的气泡，观察血透机气泡探测器的报警动作；同样在血液管路设置血流量为200mL/min的标准流量，用注射器向空气捕捉器内注入空气，观察空气捕捉器内液面下降情况，当液面低于探测器下端时，观察血透机气泡探测器的报警动作。

第三节　血液透析设备的维修与维护

普通血透机的故障随机器类型的不同及检测方法的不同，具体的维修方法差别比较大。影响透析效果的主要因素有透析液配比、透析液温度、超滤量和血流量。

一、透析液配比

透析液的成分和浓度由医师依照临床需要设定。透析液成分和浓度的稳定性是患者达到充分透析的保证，任何偏离超出一定范围，将引起患者不适，引起并发症，并可能导致死亡。透析液配比系统通常由测试电导的电极、A 吸液泵和 B 吸液泵组成。配比误差也集中于三个原因：一是浓缩液成分不对；二是 A 吸液泵或 B 吸液泵的堵塞泄漏引起的配比不全；三是化学物质对电极的腐蚀和沉淀造成浓度检测的不准确。

维护要点如下：

(1) 每天每次透析完毕后，按照标准操作程序进行脱钙和消毒清洗，保证脱钙液和消毒液的浓度及清洗消毒的时间。

(2) 每月一次将配比完成的透析液送电解质检测。

(3) 若有误差，则需调校修正。

二、透析液温度

透析液温度保持恒定是维持血液在体外循环透析中充分透析的基本条件。温度过高或过低均造成患者的不适，温度超过 41℃会引起溶血损害。虽然目前的血透机内部设有精密的数字温度控制部分，但由于进水温度改变和透析液需输送到机外和透析器内的血液相交换，远端的温度受外界影响较大，不易控制，尤其在炎热的夏季和寒冷的冬季，室内外温度有很大的差别，直接影响透析液温度的控制。

维护要点如下：

(1) 经常对透析器进水温度用外接温度计进行检测。采样时需保证温度值相对稳定，建议血透机正常运行一段时间后采样。

(2) 当外界环境温度明显变化时，必须进行水温检测和调试。

三、除气装置

水和浓缩液中含有一定的气体，水加温时有大量的气泡溢出，小气泡进入透析器会依附在透析膜上。这些气泡虽小，但占据了大量空间，挤占了血液和透析液交换接触的面积，造成透析效果下降，因此除气装置是血透机的一个重要组成部分。

维护要点如下：

(1) 在透析过程中，仔细观察透析管路及透析器中有没有存在微小气泡，寻找气泡的来源。

（2）当气泡排除后很快又产生时，应怀疑除气装置效果不良，要及时进行排查。

（3）参考维修手册，检查水路中各点的压力值，有偏离的需要校正，校正不了的需及时更换。

四、超滤量

超滤量是指患者的脱水量，临床要求相当高，必须准确。透析完成后，发现体重未达到预计目标，将导致该次脱水的失败，会直接影响治疗效果。

维护要点：模拟透析治疗模式，观察设置的超滤量与实际透析的超滤量是否一致。如果不一致，参考维修手册，观察超滤泵是否泄漏和检查超滤泵的性能，如果异常需及时更换。

五、血泵

血泵是维持血液体外循环的动力系统。血液和透析液在透析器中渗透交换的数量直接关系到透析效果。衡量的标准除血流量达标外，还须防止泵管过度挤压，造成对血球的破坏。

维护要点：建议使用标准管路，参照厂家维修手册调整血泵转子的空隙，定期给血泵添加润滑油防止血泵卡死，打滑或性能下降的血泵建议更换。

六、漏血检测

在透析过程中只允许血液中成分流向透析液，禁止反方向流动。由于透析器的质量不可能保证每个优良，有缺陷存在容易造成破膜，形成水路与血路的直接沟通，这是相当危险的。漏血检测装置专为解决该问题而设。漏血检测装置通常由光电检测器串接于水路中组成。

维护要点如下：

（1）定期检测漏血报警的灵敏度，以相对灵敏而不乱报警影响使用为恰当。

（2）每隔半年清洗光电检测装置，消除沉积物，提高检测灵敏度。

（3）清洁光电检测装置后按照厂家的说明书调校其灵敏度。

（4）如果调校失败，需立即更换。

七、血液透析系统流量低

（一）水过滤器出现堵塞

原因分析如下：

（1）水源质量差，含钙、镁离子浓度高。

（2）反渗水处理系统比较简陋。

（3）未能定期清洁过滤器的堵塞。

处理方法：取出压力变换器的过滤屏障，在干净的软化水喷头下面进行加压冲洗，然后恢复工作。

（二）流量阀与流量泵之间的流量节流口堵塞

原因分析如下：

（1）过滤器破损。

（2）反过滤器位置颠倒。

（3）维修检查过程中不慎有微小颗粒进入透析管道，堵塞节流口。

（4）流量泵内齿轮系统出现打滑，即齿轮与泵的电机退耦。

处理方法：若发现节流口堵塞，首先检查过滤器，然后卸掉节流三通，用软化水高压冲洗，注意在冲洗过程中不要让小节流口顺水流入自然水管道，节流口与三通并非一体；若发生电机退耦现象，必须更换齿轮组泵的磁石，在更换过程中应注意要用固定扭力螺丝刀、定位器和小型的内六角扳手。

（三）流量泵电机速度不稳，时有停机现象

原因分析和处理方法：此时可能为流量泵电机的电刷耗损，造成 24V 电压时而加不到绕组上，需要更换电机或电刷。

（四）旁路阀不能完全关闭

原因分析和处理方法：此时透析液有部分通过旁路阀直接经漏血探测器和负压泵流出。将容量瓶接在排水口上，1min 后观察其容量是否在 450～550mL，若透析液从旁路阀流走，则说明旁路阀关闭不严。用水推动电磁阀，重复开关。数次后，在开机状态下，若流量表指示正常，故障排除；反之，必须更换旁路阀。

第十章 磁共振成像设备

第一节 磁共振成像的原理

磁共振成像已经成为目前临床必不可少的检查方法，它可以提供形态学结构信息，在各系统疾病的诊断中起到越来越重要的作用。

图 10-1 为磁共振成像原理的框图。磁共振成像系统主要由主磁场、梯度线圈、射频线圈、计算机等构成。自旋质子在主磁场的作用下进动；利用选层梯度线圈配合选层射频脉冲确定扫描层面；射频线圈发射射频脉冲，激发低能级质子跃迁至高能级，即磁共振现象；射频脉冲关闭后，质子发生弛豫，质子群弛豫过程中产生的宏观横向磁化矢量旋转切割磁感线产生电信号；几乎同时梯度线圈对所选层面进行相位编码；频率编码是在射频接收线圈接收信号时同步完成的；载有空间编码信息的磁共振信号被填充到 K 空间；经过计算机复杂的运算，最终以磁共振成像图像的形式展现。

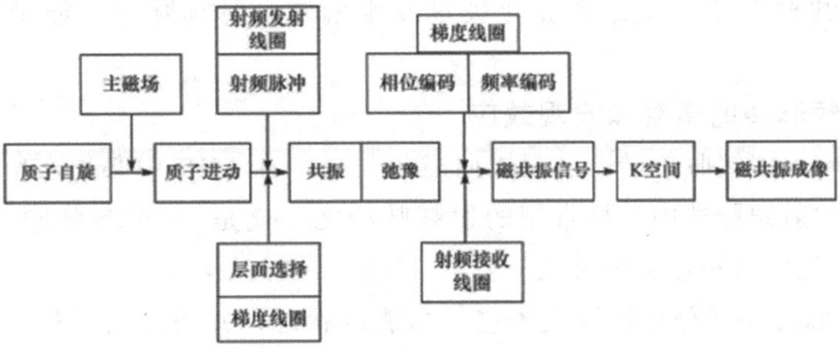

图 10-1 磁共振成像原理

一、磁共振成像的物理基础

(一) 原子的核磁物理

原子由原子核及位于其周围轨道中的电子构成。原子核中有两种粒子，即中子和质子，中子不带电荷，质子带有正电荷，周围电子带有负电荷。

若原子核内的质子和中子数均为偶数，则该种原子核无自旋及核磁，称为非磁性原子核。反之，有自旋和核磁的原子核称为磁性原子核。任何磁性原子核都以一定频率绕自身轴进行高速旋转，称为自旋。

（二）人体内质子的核磁状态

人体内含有不计其数的质子，每个质子自旋均能产生一个小磁场，这种小磁场的排列处于杂乱无章状态，因此人体在自然状态下并无磁性。当人体位于主磁场中时，体内质子受到主磁场的作用，主要有两种排列方式：一种是与主磁场方向平行；另一种是与主磁场方向相反。与主磁场平行同向的质子处于低能级，其磁化矢量方向与主磁场一致；与主磁场平行反向的质子处于高能级，其磁化矢量方向与主磁场相反。低能级质子略多，人体产生一个与主磁场方向一致的宏观纵向磁化矢量。

（三）进动和进动频率

实际上，人体进入主磁场后，高能级和低能级的质子的磁化矢量并非完全与主磁场方向平行，而是与主磁场有一定角度，绕主磁场轴线进行旋转摆动，该运动方式称为进动。

进动是质子自旋产生的小磁场与主磁场相互作用的结果，而进动频率［又称为拉莫尔（Larmor）频率］明显低于自旋频率。进动频率的计算公式如下：

$$\omega=\gamma \cdot B$$

式中：γ 为磁旋比（γ 对于某种磁性原子核是一个常数，质子的 γ 为42.5MHz/T）；B 为主磁场的磁场强度（T）。

从上式可见，质子的进动频率与主磁场的磁场强度成正比。

（四）磁共振现象

如果给位于主磁场中的人体组织施加射频脉冲，其频率与质子进动频率相同，射频脉冲的能量就传递给处于低能级的质子，使之获得能量后跃迁至高能级，这种现象称为核磁共振现象，简称磁共振现象。从微观角度看，核磁共振是低能级质子获得能量跃至高能级；从宏观角度看，核磁共振是使宏观纵向磁化矢量发生偏转，射频脉冲的能量越大，偏转角度越大。

（五）90°射频脉冲的微观和宏观效应

由于接收线圈仅能接收旋转的宏观横向磁化矢量，在 MRI 中必须产生宏观横向磁化矢量。在各种角度的射频脉冲中，最常用的射频脉冲之一就是 90°射频脉冲（以下简称 90°脉冲），其产生的宏观横向磁化矢量最大。

一方面，90°脉冲使部分低能级质子进入高能级状态，并使低能级和高能级的质子数目完全相同，进而两者产生的纵向磁化矢量相互抵消，导致宏观纵向磁化矢量为零；另一方面，90°脉冲使随机分散的质子横向磁化矢量聚集在相同相位上，从而产生了旋转的宏观横向磁化矢量。

90°脉冲激发所产生的宏观横向磁化矢量的大小与激发前（平衡状态下）宏观纵向磁化矢量的大小正相关。宏观纵向磁化矢量越大，90°脉冲激发后产生的宏观横向磁化矢量越大，磁共振信号就越强；反之亦然。平衡状态下宏观纵向磁化矢量的大小与组织中的质子含量（质子密度）正相关，90°脉冲使宏观纵向磁化矢量偏转至 XY 平面，产生旋转的宏观横向磁化矢量，就使 MRI 能区分质子密度不同的人体组织。

(六) 核磁弛豫

当 90°脉冲关闭后，组织的宏观横向及纵向磁化矢量会逐渐回到平衡状态，该过程称为核磁弛豫。核磁弛豫又可分解成相对独立的横向弛豫和纵向弛豫。横向磁化矢量逐渐减小至消失，称为横向弛豫；纵向磁化矢量逐渐恢复直至最大（平衡状态），称为纵向弛豫。

1. 自由感应衰减和横向弛豫

受上述两个方面磁场不均匀的影响，实际上 90°脉冲关闭后，宏观横向磁化矢量将呈指数式衰减，称为自由感应衰减（Free Induction Decay，FID），或 T_2 弛豫。利用 180°相位重聚脉冲可以剔除主磁场不均匀性的影响，仅由质子群周围磁场微环境随机波动引起的宏观横向磁化矢量衰减才是真正的横向弛豫，即 T_2 弛豫，也称自旋一自旋弛豫，组织横向弛豫的速度用 T_2 值来描述。T_2 值是指 90°脉冲后，某组织宏观横向磁化矢量达到最大值后，T_2 弛豫造成横向磁化矢量从最大值衰减到最大值的 37%的时间间隔。

2. 纵向弛豫

如前所述，MRI 使低能级质子从射频脉冲获得能量跃迁至高能级，根据射频脉冲的能量，宏观纵向磁化矢量发生不同的变化。无论激发角度是多少，一旦射频脉冲关闭，在磁场作用下，宏观纵向磁化矢量将逐渐恢复到平衡状态，这一过程称为纵向弛豫，即 T_1 弛豫。

T_1 值用来衡量组织的纵向弛豫速度。在射频脉冲关闭后，某组织纵向磁化矢量恢复至平衡状态最大值的 63%的时间间隔即该组织的 T_1 值。

二、磁共振信号的产生

磁共振接收线圈只能采集到旋转的宏观横向磁化矢量，宏观横向磁化矢量切割接收线圈而产生的电信号实际上就是原始的磁共振信号。本节介绍宏观横向磁化矢量的几种基本记录方式或称采集方式，不同的采集方式采集到不同类型的磁共振信号。

(一) 自由感应衰减信号

组织接受 90°脉冲的激发，将产生宏观横向磁化矢量，射频脉冲关闭后组织中的宏观横向磁化矢量受 T_2 弛豫和主磁场不均匀双重因素的影响而以指数形式较快衰减，即自由感应衰减。如果利用磁共振接收线圈直接记录横向磁化矢量的这种自由感应衰减，得到的磁共振信号就是自由感应衰减信号。

(二) 自旋回波信号

射频脉冲关闭后，组织中的宏观横向磁化矢量开始发生自由感应衰减，其机制是同相位进动的质子逐渐失去相位一致性。而质子失相位的原因有两个：一个为 T_2 弛豫，另一个为主磁场的不均匀性。只有把主磁场不均匀造成的质子失相位效应剔除，采集到的宏观横向磁化矢量衰减信息才能真正反映组织的 T_2 弛豫。剔除主磁场不均匀造成质子失相位所采用的办法是 180°相位重聚（复相）脉冲。

(三) 梯度回波信号

梯度回波（ Gradient Recalled Echo，GRE）是利用读出梯度场的切换产生的回波，如图 10-2 所示。射频脉冲激发后，在读出方向（频率编码方向）上先施加一个梯度场，这个梯度场与主磁场叠加后将造成频率编码方向上的磁场强度差异，该方向上质子的进动频率也随之出现差异，从而加快了质子群的失相位，质子群失相位的速度比自由感应衰减更快，组织的宏观横向磁化矢量很快衰减到零，这一梯度场称为离相位梯度场。这时立刻在频率编码方向施加一个强度相同、方向相反的梯度场，原来在离相位梯度场作用下进动频率慢的质子进动频率加快，原进动频率快的质子进动频率减慢，这样离相位梯度场造成的质子失相位将逐渐得到纠正，组织的宏观横向磁化矢量逐渐恢复。经过与离相位梯度场作用相同的时间后，离相位梯度场引起的质子失相位得到纠正，组织的宏观横向磁化矢量逐渐恢复直到信号幅度的峰值，这一梯度场称为聚相位梯度场。从此时间点后，聚相位梯度场实际上又成为另一个方向的离相位梯度场，质子又发生相位的离散，组织的宏观横向磁化矢量又开始衰减直至零。这样组织中的宏观横向磁化矢量就经历了从零到最大又到零的过程，利用接收线圈记录宏观横向磁化矢量的变化过程，将得到一个回波信号。这种回波仅利用读出梯度场切换产生，称为梯度回波，如图 10-2 所示。

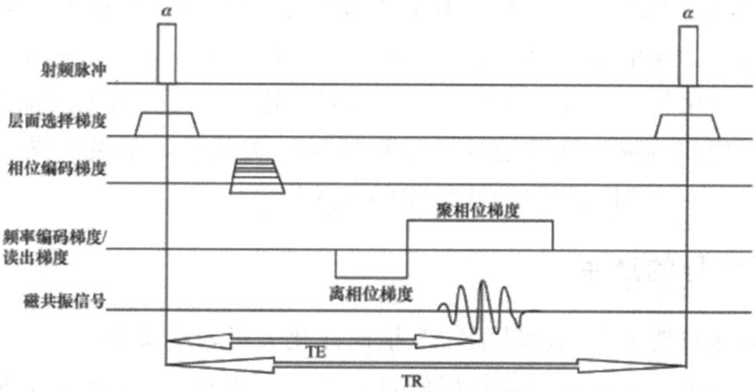

图 10-2　常规梯度回波结构

TE—回波时间；TR—重复时间。

三、磁共振信号的空间定位

（一）二维磁共振成像的空间定位

二维磁共振信号的空间定位包括层面选择、频率编码和相位编码。磁共振信号的空间定位编码是由梯度磁场来完成的。

1. 层面的选择和层厚的决定

通过控制层面选择梯度磁场和射频脉冲来完成磁共振图像层面和层厚的选择。以 1.5T 磁共振仪为例，在 1.5T 的磁场强度下，质子的进动频率约为 64MHz。要进行层面的选择，必须在上下方向（Z 轴方向）上施加一个梯度磁场，Z 轴梯度线圈中点位置（G_0）由于磁场强度仍为 1.5T，该水平质子的进动频率保持在 64MHz。从 G_0 向头侧磁场强度逐渐降低，质子进动频率逐渐变慢；从 G_0 向足侧磁场强度逐渐增高，质子进动频率逐渐加快。单位长度内质子进动频率的差别与施加的梯度磁场强度有关，施加梯度磁场强度越大，质子进动频率的差别越大。假设施加的梯度磁场强度造成质子进动频率的差别为 1MHz/cm，而所用的射频脉冲的频率为 63.5～64.5MHz，那么被激发的层面的位置（层中心）就在 Z 轴梯度线圈中点（G_0），层厚为 1cm，即层厚包括 Z 轴梯度线圈中点上下各 0.5cm 的范围。

在检查部位与层面选择梯度线圈的相对位置保持不变的前提下，梯度磁场强度不变，射频脉冲的中心频率增加，则层面中心的位置向梯度磁场强度高的一侧移动；梯度磁场强度不变，射频脉冲的带宽增加，则层厚增厚；射频脉冲的带宽不变，梯度磁场场强增加，则层厚变薄。

2. 频率编码

频率编码利用某一方向梯度磁场沿该方向对组织体素的进动频率不同，以频率差标定各像素体积元的空间位置。傅里叶变换可以区分出不同频率的磁共振信号，但首先必须让来自不同位置的磁共振信号包含不同的频率，采集到混杂有不同频率的磁共振信号后，通过傅里叶变换可以解码出不同频率的磁共振信号，而不同的频率代表不同的位置。

3. 相位编码

相位编码也使用梯度磁场，但与频率编码梯度磁场的区别是：①梯度磁场施加方向不同。相位编码梯度磁场应该施加在频率编码梯度磁场的垂直方向上，若频率编码梯度磁场施加在前后方向，则相位编码梯度磁场施加在左右方向上。②施加的时刻不同。频率编码梯度磁场必须在磁共振信号采集的同时施加，而相位编码梯度磁场必须在信号采集前施加，假设相位编码梯度磁场施加于左右方向上且左高右低，那么在施加相位编码梯度磁场期间，左右方向上不同位置的质子将感受到不同强度的磁场，从而出现不同的进动频率，越靠近左侧频率越高，越近右侧频率越低；由于进动频率的不同，过一段时间后，左右方向各个位置上的质子进动的相位将出现差别；这时关闭左右方向的相位编码梯度磁场，左右方向的磁场强度的差别消失，各个位置的质子进动频率又恢复一致，但前面曾施加过一段时间梯度磁场造成质子进动相位的差别被保留下来，这时采集到的磁共振信号中就带有相位编码信息，通过傅里叶转换可区分出不同相位的磁共振信号，而不同的相位则代表左右方向上的不同位置。

（二）三维采集的空间编码

三维磁共振成像的激发和采集不是针对层，而是针对整个成像容积进行的。由于脉冲的激发和采集是针对整个容积范围进行的，为了获得薄层的图像，必须在层面方向上进行空间编码。三维采集技术的层面方向空间编码也采用相位编码。例如，将一个容积分为 20 层，每层图像的矩阵像素为 128×128，需要进行 20 个步级的层面方向的相位编码，而层面内的相位编码步级为 128 个，实际上总的相位编码步级为 2560 个。

第二节 磁共振成像设备的质量控制

磁共振成像设备涉及强磁场、射频场、梯度场、低温超导环境、制冷系统及计算机系统等，其构造、成像技术及其成像原理较复杂，运行过程中不仅存在很多不安全的因素，还容易产生各种图像质量问题，进而影响诊断的准确性与可靠性，甚至造成误诊与漏诊。由此，磁共振设备的可靠性、安全性、有效性不仅取决于设备本身的质量，还取决于设备在运行过程中各个环节的质量控制和管理。因此，需要定期规范化的质量控制测试来确保设备处于良好的运行状态。磁共振质量保证（Quality Assurance，QA）和质量控制（Quality Control，QC）指的是在磁共振设备的选购、安装、调试、运行的整个过程中，严格按照行业要求进行规范化作业，使设备各项指标和参数符合规定标准的技术要求，处于安全、准确、有效的工作状态，最优化地发挥设备的各种性能，为诊断疾病提供优质图像的系统措施。

一、磁共振成像设备质量控制相关标准

美国医学物理学会（American Association of Physicists in Medicine ，AAPM）和美国放射学院（American College of Radiology ，ACR）提出了 QA/QC 基本的一系列标准，列出信噪比、均匀度、空间分辨率、几何畸变率等成像参数的测试方法、工具和测试标准。AAPM 制定的 quality assurance methods and phantom for magnetic resonance imaging 规定了医用磁共振成像设备的医学计量规范；ACR 也在 1998 年提出对磁共振成像系统进行以图像质量测试为主的 QA/QC，应采用测试模具和相应测试方法结合的方式。1988－1992 年，代表设备制造商的美国电气制造商协会（National Electrical Manufacturers Association，NEMA）先后发布了有关磁共振成像系统的信噪比、均匀性、二维图像的几何性能和层厚测定有关标准。

我国对磁共振成像的 QA/QC 研究起步也较早。20 世纪 80 年代起，国内多位教授和他们的学术团队对磁共振常用成像参数和系统性能的测试进行了研究。2002 年，北京市计量科学研究所起草了《医用磁共振成像系统（MRI）检测规范》，对新安装、使用中和重要部件维修后的医用磁共振成像系统的检测方法作出了规定。2006 年，中华人民共和国卫生部发布了卫生行业标准 WS/T 263－2006《医用磁共振成像（MRI）设备影像质量检测与评价规范》，该标准规定了医用磁共振成像设备成像质量相关的质量检测项目、要求、检测方法和评价方法等。2010 年，国家食品药品监督管理局发布了医药行业标准 YY/T0482－2010《医用成像磁共振设备主要图像质量参数的测定》，规定了主要的医用磁共振设备图像质量参数的测量程序，推荐了几种测试模块及其相应测试方法。

国际与国内标准体系的建立为磁共振成像 QA/QC 提供了重要参考依据。临床工程师可以依据一套完整的容易操作的质量控制标准，根据不同厂家型号的机器，在长期监测记录的基础上，建立个性化的指标，对设备进行质量控制检测并进行质量调整。

二、磁共振成像设备图像质量控制检测方法

临床工程师对磁共振进行周期性检测和预防性维护的根本在于服务临床，解决实际工作中出现的各种问题，其最终目的是获得充分满足诊断要求的优质图像。而磁共振成像系统构成复杂，影响其影像质量的因素也很多，对整个系统进行全面测试较为困难，通常选择能为磁共振图像准确诊断提供足够信息的信噪比、图像均匀性、线性度、空间分辨率、层厚、密度分辨率等参数进行检测，确保图像没有伪影、变形、不均匀和模糊现象。由于各个医院所配备的磁共振成像质量控制检测体模各有不同，很多医院尚无专用性能体模，一般选择符合 AAPM 技术标准或符合 ACR 技术标准的磁共振成像性能检测体模。检测选用的标准为卫生

行业标准 WS/T 263—2006《医用磁共振成像（MRI）设备影像质量检测与评价规范》。

（一）检测环境要求

磁共振成像设备的运行环境：温度为 20℃～22℃，相对湿度为 50%～60%，电源电压为（380±10）V。

（二）标准装置

检测器材为磁共振成像性能测试体模。

（三）扫描条件设置

磁共振成像设备检测通常采用饱和恢复自旋回波成像脉冲序列（SE），设置参数：TR=500ms，TE=30ms，扫描矩阵为 256×256，层厚为 5mm，扫描野 FOV 为 25cm，接收带宽BW 为20.48kHz 或 156Hz/像素，平均采集次数为 1 次，不使用并行采集技术及失真校正、强度校正等内部校准技术。

（四）检测前准备

在贮存及运输过程中，体模内可能会出现气泡并附着在内部检测部件上，需在使用前尽量去除气泡，使得各成像检测层面不受影响，方能进行检测。

1. 体模的定位

检测时，首先进行体模的定位，将体模水平放置在扫描床上已装好的头部线圈底座上，测试体模置于线圈中间位置，采用水平仪对体模从三个方向上进行调整，检查体模的轴与扫描孔的轴是否平行，直至体模水平放置，在调整好体模水平后，正确安装接收线圈，采用激光定位确定体模的中心位置，定位完成后按进床键将体模送到磁体中心区域，进行扫描信息登记及扫描参数的设定。定位好后，定位像如图 10-3 所示。检测中还要注意，每次体模摆放和定位要一致，才能保证检测结果的一致性。除非特殊需要，所有的体模均应放置于磁场的绝对中心。

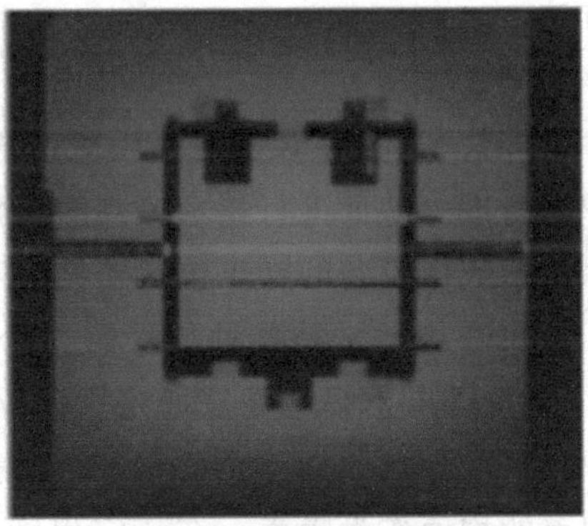

图 10-3 定位像上对体模进行横断位扫描定位

2. 体模的扫描

体模进入磁体中心要静置 5min 后才可进行扫描。扫描时先进行三平面定位像扫描，若体模摆放正确，则在正方形两侧的短线条是长短一致、左右水平、对称分布的。若不能对齐，则需二次定位像扫描，可以调整扫描角度进行扫描；否则，需重新摆位。接下来在符合标准的定位像上对体模进行各个测试层面的横断位扫描，所得横断位图像如图 10-4 所示。

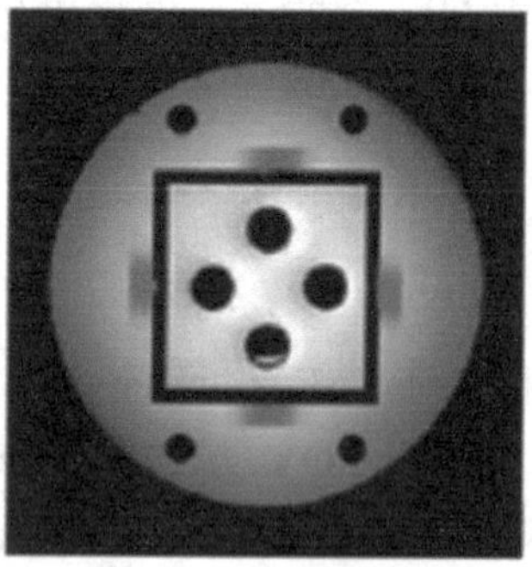

(a) 体模第一层横断位图像

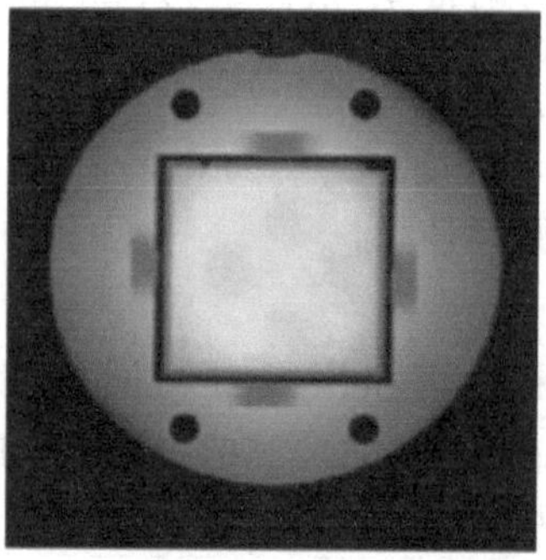

(b) 体模第二层横断位图像

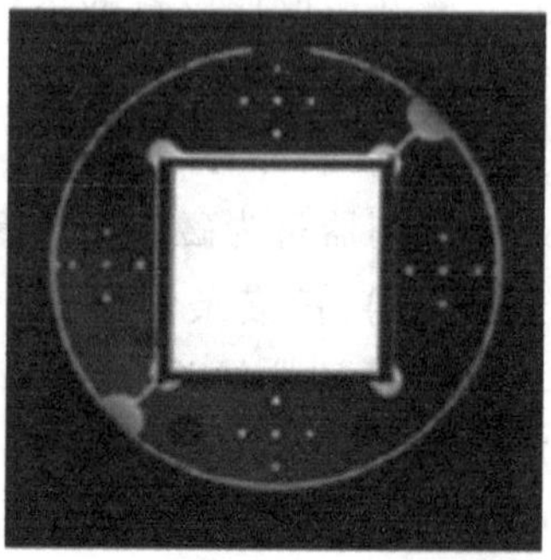

(c) 体模第三层横断位图像

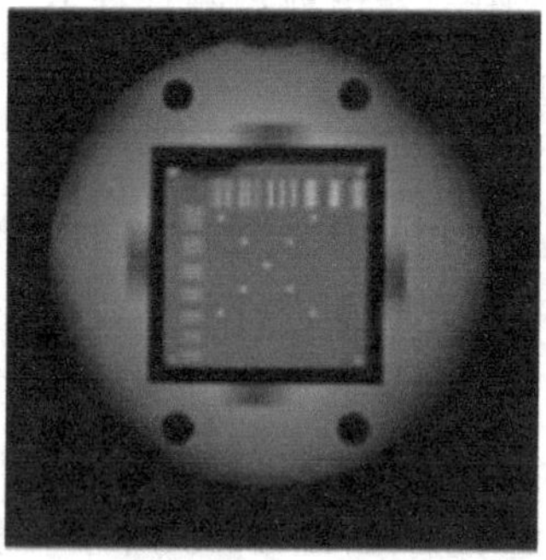

(d) 体模第四层横断位图像

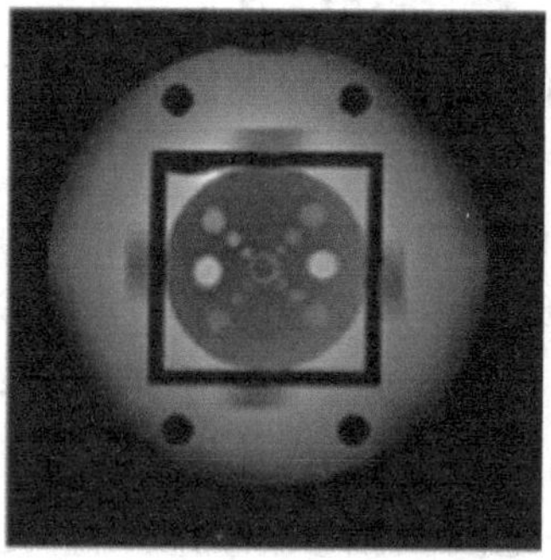

(e) 体模第五层横断位图像

图 10-4　扫描得到的体模横断位图像

(五) 检测项目和检测方法

1. 信噪比

图像信噪比（Signal-to-Noise Ratio，SNR）是医用磁共振成像系统性能的重要指标，是各种认证机构对磁共振成像设备准入认证进行技术评判的量化指标。图像信噪比是指图像的信号强度与噪声的比值。磁共振成像设备的噪声包括随机噪声和结构性噪声，结构性噪声包括各种非均匀性及伪影等，随机噪声通常是各种热噪声。SNR 不同的测量方法在反映设备性能上的侧重点有差异：AAPM 提出单幅图像法所定义的噪声包含随机噪声及结构性噪声的双重影响，因此会对图像噪声产生过低估计导致 SNR 值偏小；ACR 提出单幅图像法中要求利用多个背景区域标准偏差的均值作为噪声，在一定程度上降低了结构性噪声的影响，但是忽略了扫描物体自身产生的随机噪声的影响，从而对噪声产生一定的低估，导致 SNR 值偏大；采用两幅图像测量信噪比的方法消除了结构性噪声的影响。三种方法对噪声的估计存在差异，使得 SNR 值不同。在对磁共振成像系统进行 SNR 测量和性能评价时，使用其中一种方法往往不能较好地反映设备质量状况，若将三种方法的测量结果结合起来，比较不同方法的 SNR 值及其变化，可更好地对系统性能进行评价。

实际检测中，信噪比的检测可以采用单幅图像法或两幅图像法。单幅图像法是用选定好大小的ROI，ROI可以在图像中央避开伪影，选取一个大圆形即可，S'为图像中央区域测量的信号强度，S''为周围环境区域测量的信号强度，SD为中央区域的信号标准偏差，则信噪比的计算公式如下：

$$SNR=(S'-S'')/SD$$

检测时，可在图10-4（b）中选取ROI面积占正方形区域面积的比例大于2/3，测其信号强度（$S_{中}$）与噪声（$SD_{中}$）；在整个体模外的四个角画四个小圆形ROI，其面积约为200mm²，测得其背景平均信号强度（$S_{外}$），则信噪比计算公式如下：

$$SNR=(S_{中}-S_{外})/SD_{中}$$

两幅图像法利用两次扫描序列，第一次扫描结束到第二次扫描开始时间延迟小于5min，确定图像中央区域ROI，其平均强度为S，同样ROI内两幅图像的标准偏差记为N，则信噪比计算公式如下：

$$SNR=\sqrt{2}\ (S/N)$$

信噪比的检测要求使用均匀体模，头线圈体模直径一般不小于10cm，体线圈体模直径一般不小于标称值的80%，其他线圈体模直径一般按照厂家的要求选取。卫生行业标准采用AAPM单幅图像法，并制定了参考标准：主磁场$B_0 \leqslant 0.5T$时，$SNR \geqslant 50$；$0.5T < B_0 \leqslant 1.0T$时，$SNR \geqslant 80$；$B_0 \geqslant 1.0T$时，$SNR \geqslant 100$。

2. 图像均匀度

图像均匀度是指设备所得到图像的均匀度，它描述了磁共振成像系统对体模内同一物质区域的再现能力。导致图像不均匀的因素：

（1）静磁场的不均匀性。静磁场本身均匀性不好而算法又没有进行试点修正，使得不同位置原子核的共振频率发生改变，造成图像不均匀。

（2）射频场不均匀性。磁共振成像设备对射频线圈的要求是能产生强度合适、时间准确的射频脉冲，射频场不均匀即射频场的幅值发生变化，使得不同时刻的磁共振信号有差异，最终导致图像不均匀。

（3）涡流。涡流产生的瞬时磁场方向与梯度磁场方向相反，影响梯度磁场的相位编码，涡流补偿效应不足时会产生各种伪影，影响图像均匀度。

（4）梯度脉冲校准。梯度脉冲校准不好会影响层面的选择和频率方向编码与相位方向编码，使图像出现伪影，影响图像均匀度。

（5）穿透效应。当射频脉冲能力很高时，会发生穿透效应，使图像不同区域接收的信号有差异，造成图像不均匀。

临床工程师一旦发现图像不均匀，可从以上原因先行考虑。

检测时，对均匀体模成像后，在图像上不同区域测量信号强度，测量区域要能较全面反映图像的均匀程度，但不要太靠近边缘。如果知道设备的图像数据结构，那么可利用软件对图像均匀度进行整体分析。一般情况下，图像数据结构是未知的，只能从磁共振成像设备上得到某些区域的信号强度测量值，再由测量值计算得到均匀度。可对不同区域信号强度测量值进行统计分析得到它们的标准差和均值，但这很难直观地反映图像均匀度。AAPM给出了图像均匀度计算公式：

$$U_{\Sigma}=\left(1-\frac{S_{\max}-S_{\min}}{S_{\max}-S_{\min}}\right)\times 100\%$$

式中：U_{Σ} 为均匀度；$S_{\max}$为所测区域中信号最大值；$S_{\min}$为所测区域中信号最小值。可在检测中对体模均匀区域进行选区，通常在正方形图像内均匀选取 9 个区域（面积约 $200mm^2$），记录每个区域的信号强度 S，再由公式计算得到图像均匀度。计算得到的均匀度最大值为 1，表示图像均匀度最好；最小值为 0，表示图像均匀度最差。

图像均匀度是衡量磁共振图像的重要指标，它直接影响图像质量及图像的诊断价值。图像均匀度的国家标准为：均匀度 $U\geqslant75\%$，AAPM 要求 $U\geqslant80\%$，若设备做验收检测，则依据厂家的说明值。实际检测中发现图像均匀度与磁场强度有很大关系，因此很难用一个标准来评价。近年来，随着磁共振技术发展，尤其是磁体技术和射频技术的发展，各磁共振成像设备主要生产商的图像均匀度指标也在不断提升。（注意：图像均匀度检测使用的体模与检测信噪比的体模应一致，均匀体模的大小要合适。）

3. *层厚*

层厚是指成像面在成像空间第三维方向上的尺寸，用来描述层面方向选择性激发过程的有效性，一定厚度的扫描层面对应一定范围的频率带宽。层厚受梯度场、射频场、静磁场、选层脉冲等多种因素影响，这些因素都会导致机器层厚的选择出现误差。因此，选取科学有效的测试方法，对准确地检测层厚误差是十分必要的。

检测中主要利用体模内某些特殊结构所成图像得到层厚，既可以利用层面的剖面线的 FWHM 得到层厚，也可以在窗宽、窗位调节好的情况下直接测量层厚。对于不同的结构，使用的方法有所不同。NEMA 推荐了斜板法和斜楔法两种磁共振层厚的测试方法。斜板法简单易行，但是对体模位置摆放的精确度要求很高，如果体模的横切面与层面没有完全平行，则角度误差会给层厚测量带来一定误差。斜楔法对体模摆放精确度不敏感。

实际操作时，首先在图 10-4（a）的 4 个斜置带图像附近各选择一个 ROI，每个 ROI 面积为 $200mm^2$，记录每个 ROI 的信号强度，记为 S_1、S_2、S_3、S_4。然后窗宽调至 1HU，调节窗位至每个斜面成像刚好消失处，此时的窗位即斜置带图像的最大值 L_1、L_2、L_3、L_4。调节 4 个窗位值分别为（S_1+L_1）/2、（S_2+L_2）/2、（S_3+L_3）/2、（S_4+L_4）/2，测量每个斜置带图像的宽度并求均值，得到 FWHM，层厚＝FWHM×0.25。层厚的国家标准为：设置标称层厚值在 5～10mm，层厚的测量值与设置的标称值误差应在±1mm 内。AAPM 要求层厚误差小于 20%。当选层很小时，误差要求可适当放宽。同时，层厚测量方法本身具有的误差相对较大，再加上系统误差，因此层厚的误差可允许稍大一些。

4. *空间分辨率*

空间分辨率是指两个物体之间的最小可分辨距离或同一物体上的最小可分辨特性。空间分辨率高，则容易检测出微小的物体，在诊断时不易漏掉微小病灶，可以避免漏诊、误诊。空间分辨率的检测有以下四种方法。

（1）可视分辨检测法。利用此方法检测空间分辨率所利用的体模，其内容物为一系列由大到小的柱阵、洞阵或线对卡，观察体模成像图像上可分辨的列。为确定各个方向的空间分辨率，体模上要有几组阵列用于确定相位编码方向和频率编码方向。这种方法只能确定分辨程度，不能分辨最小间距。

(2) 计算可分辨开的最小间距确定空间分辨率。与可视分辨检测法不同，这种方法可以计算可分辨的最小间距。一般使用扇形（或星形）体模，在体模成像图像上找到模糊处到模型中心的距离，再由可分辨间距公式计算得到可分辨的最小间距，即空间分辨率。但是这种方法可分辨清楚的位置确定较难，会带来测量误差。

(3) 用调制深度计算空间分辨率。如果所用体模为一系列间距不等的平行条形物，那么可利用调制深度进行分辨率评价，调制深度大于50%认为可分辨，小于50%认为不可分辨。调制深度的计算公式如下：

$$PM\% = A / (2B)$$

式中：A 为2倍信号波峰值；B 为信号平均值。

(4) MTF法。它是对线性影像系统或其环节的空间频率传输特性的描述，但是MTF法由于原理复杂，在一般检测中较少用，多为研究时使用。

通过直观的测量方法，观察图像中可分辨目标物的线对数（1lp/cm）是实际工作中常用的方法，可以在图10-4（d）中将窗宽调到最小，调节窗位使图像细节显示最清晰，用视觉确定图像中能分辨清楚的最大线对数即空间分辨率。

利用线对卡得到的结果存在较大的跳跃性，如设置扫描条件使得空间分辨率的理论值不同，利用线对卡测量的结果只能是相同的整数，显示不出空间分辨率差异。空间分辨率的国家标准为：空间分辨率满足在FOV为250mm×250mm时，采集矩阵128mm×128mm的空间分辨力达到2mm；采集矩阵256mm×256mm的空间分辨力达到1mm；采集矩阵512mm×512mm的空间分辨力达到0.5mm。

5. 低对比度分辨率

低对比度分辨率反映磁共振成像设备分辨信号大小相近物体的能力，即磁共振成像设备的灵敏程度。由于早期病变组织与正常组织的弛豫时间比较接近，灵敏度高的容易分辨出差异，低对比度分辨率对于一些中早期病变的诊断具有重要意义。磁共振成像选择具有多样性，不同物质得到不同参数图像的灰度不一样，因此难以找出一个通用体模对几种参数成像进行低对比度分辨率的检测，国际上还未有此参数的测量方法及标准说明。实际检测中一般采用目视的方法观测，即在图10-4（e）中同时调节窗宽、窗位使图像细节最清晰，视觉确定能分辨清楚的深度最小和直径最小的圆孔的像即低对比度分辨率。

6. 线性度

图像的线性度又称几何畸变，是指物体图像的几何形状或位置的改变程度，它体现了磁共振成像重现物体几何尺寸的能力。临床图像的空间关系应该和所研究人体的实际空间关系相关联，这是磁共振成像设备的一个基本特性。线性度是评价这一特性的基本参数，是在像素位置上的实际磁场偏离理论值造成的。局部磁场由静磁场和梯度磁场叠加而成。因此，几何畸变的主要原因是静磁场和梯度磁场的不均匀性。

对于磁共振图像，线性度检测需要体模里有已知距离的点，一般要从水平频率编码方向和竖直相位编码方向测量，测量多组数据平均后得到图像线性度的测量结果。磁共振图像线性度一般用几何畸变率公式计算：

$$\left|\frac{LR-LM}{LR}\right|\times 100\%$$

式中：LR 为实际距离；LM 为测量距离。

实际检测中，在图 10-4（d）中分别测量频率编码方向（X）与相位编码方向（Y）的小孔间距，并与真实距离（分别为 80mm、40mm、20mm）比较，代入公式，求出几何畸变，线性度用几何畸变率表示即可。国家标准、AAPM 要求几何畸变率不应超过 5%。

（六）测量过程质量控制

磁共振成像装置原理和构造非常复杂，涉及强磁场、强射频场、高速切换的强梯度场、低温超导环境、制冷系统等。简单来说，磁共振成像就是人体内原子核在主磁场和选层梯度场中，受到射频场激发而引起氢原子核共振，并在射频脉冲停止后，在编码梯度场作用下，由射频线圈检测接收氢原子核释放的信号，最终接收的信号经计算机处理后形成磁共振图像。这一过程中不仅存在许多不安全因素，而且容易产生各种图像质量问题，直接影响临床诊断的准确性，严重的甚至导致漏诊和误诊。磁共振成像设备的运行状态不仅取决于设备本身质量，而且取决于设备运行过程中各个环节的质量控制和管理。所有参与磁共振工作的人员，包括影像科医师、临床工程师、技师、护士等都负有各自的责任，任何一个环节的疏忽都可能产生不良结果。例如，图像伪影、序列参数不正确设置或序列漏扫等将导致诊断困难，甚至误诊、漏诊。

磁共振成像系统质量控制检测项目主要包括 SNR、图像均匀性、层厚、空间分辨率、低对比度分辨率、线性度等。在测量时也要对测量过程进行质量控制，包括：

（1）设备所处环境：所测结果必须在固定环境下进行。

（2）在扫描前准备：扫描前对体模进行准备，体模贮存及搬运过程中会出现气泡并附着在内部检测部件上，扫描前应尽量去除气泡，使其不影响各成像检测层面才能进行检测。

（3）扫描过程，扫描时应根据标准要求对扫描参数进行设置，包括所用扫描序列、TR、TE、FOV、层厚、矩阵及接收带宽等，在性能检测中均采用自旋回波成像脉冲序列。参数确定后对体模定位扫描，第一次扫描出的体模定位像不一定左右对称，必要时根据此定位像进行二次定位，以确保图像左右对称。

（4）测试计算环节，扫描结束后要将得到的图像调入预览界面，调节图像大小及窗宽、窗位，根据测试方法进行参数的测试计算。

第三节　磁共振成像设备的预防性维护与保养

磁共振成像设备对环境及电源地线、温度、湿度、信号干扰屏蔽等都有很高的要求。温湿度低于或高于所设定的范围，机器均无法扫描。任何信号对电源地线或扫描间的干扰，均会对扫描图像产生干扰。电气化环境同样会给设备带来巨大的影响。静电会烧坏集成电路板，使得设备不能正常使用。磁共振成像设备运行的安全稳定和质量保证是磁共振成像设备得以广泛应用的前提，磁共振成像设备要安全、稳定运行，减少故障发生率，延长使用寿命，降低维修成本，控制图像质量，必须严格执行磁共振成像的日常预防性的维护保养，严格规范执行操作规程，做好预防性维护保养。磁共振成像设备的预防性维护可以从工作环境的维护、设备保养、从业人员素质提升三个方面开展。

一、工作环境的维护

环境因素会直接或间接地影响图像质量，甚至有可能引起机器故障，所以日常工作中应注意经常检查机房的工作环境，保证机器在最佳温湿度范围内工作，以保证图像质量的稳定性。

（一）温度

磁共振成像设备机房应配备足够功率的空调，温度维持在 18～22℃，机房温度过低或过高时都会影响探测器的灵敏度，从而影响图像质量。非正常工作时间要安排人员值班或巡视，发现机房温度超出规定范围，要及时调整并记录报告。

（二）相对湿度

磁共振成像设备机房的相对湿度应保持在 40%～60%，湿度变化率≤5%/h。若机房内太干燥，则机房内灰尘增多，仪器表面易产生静电而损坏机器。因此，机房内一般配置除湿机和加湿器。

（三）设备与机房清洁

现今磁共振检查过程中造影剂的使用越来越多，高压注射器连接管脱落或拔插针头时，造影剂容易滴落在床板或线圈表面，甚至会有大量造影剂残留在磁体中间。造影剂是顺磁性物质，会严重影响磁场的均匀性，造成脂肪抑制序列的图像压脂不佳，磁共振波谱的检查结果不可靠甚至失败。如血氧水平依赖脑功能磁共振成像，对磁场的均匀性要求非常高。磁场的不均匀将导致检查结果的不可靠甚至失败。因此，使用磁共振成像设备对患者进行检查时，应当先对设备进行积尘和造影剂清理，特别是一些细小缝隙的地方。以免影响设备的正常运行，造成检查结果不准确。同时，积尘和造影剂不利于设备的散热，可能造成一些零件损伤或导致短路，影响设备使用。此外，设备机房的洁净度也会影响设备的运行，要定期清洁门窗上的灰尘和空气过滤网，在使用设备前，还要检查排风扇是否完好，从而保证磁共振成像设备的正常使用。

二、设备保养

（一）电气监测

磁共振成像设备在使用过程中，不同的阶段对电压波动的频率有不同的要求，从而对设备的电源系统提出了更高的要求。由于电网电压时有不稳，在磁共振成像设备工作过程中停电或跳电后常会导致设备故障。因此，最好是专线专用，条件好的可以加装不间断电源（Uninterruptible Power Supply，UPS）等保护设备。磁共振成像设备往往会设置不间断供电电源，以此保证供电系统的稳定工作，在日常维护及维修中应该检查不间断供电电源的电路是否正常工作、线路连接是否有效，也就是要完成设备的电气监测，如接地装置是不是为了保证磁共振成像设备的电流及电磁场稳定性而设置的，进行日常维护及维修时应查看接地装置的电阻变化，当阻值异于正常时予以及时处理。另外，在保证电源的基础上，设备出厂时厂家提供的接地电阻等相关参数的安全使用范围在运行中应严格按照标准，以 Siemens 3.0T 磁共振成像设备为例，电压为（380±38）V，频率为（50.0±0.5）Hz。电气监测应做到三相相间电压的差值最大波动不得超过最小相电压的 2%；地线线径大于 25mm 的多股铜芯线，接地阻抗大于 2Ω；医院配电盘/PDB 内接线及空气开关等电器的状态良好。

在保证以上相关电路的安全、稳定的同时，还需要对设备的敏感部位的接线情况进行定期的检测，避免日常的检查、维护不到位而出现接线松动的情况，保证设备的正常运行。

（二）主磁体系统的日常维护与保养

在磁共振成像设备使用过程中，当患者需要运用医用磁共振成像设备诊断疾病时，患者本身产生非常强的磁体磁场，因此要在患者疾病的诊断之前进行严格的检查，并向患者家属说明检查的内容及情况。患者携带一些具有铁磁性的物质进行检查，不仅会导致检查结果不准确，更会给患者身体带来极大的伤害。在对医用磁共振成像设备的主磁体系统进行日常维护与保养时，相对于对其他部分的日常维护与保养比较简单，只要保证空气中灰尘的数量在合格范围，减少铁粉杂质对医用磁共振成像设备的影响，并且及时发现可能存在于主磁体周围的小型铁制品，就可以保证医用磁共振成像设备的运行效率，保证得到的影像图像的质量。

（三）控制台维护保养

控制台的维护保养主要包括：为控制台内部和过滤网除尘；在通电后，检查风扇工作是否正常；检查显示器、键盘、智能字符输入法（Smart Common Input Method，SCIM）、鼠标工作是否正常；检查 DVD、MOD 工作是否正常；检查控制台是否正常启动等。

（四）水冷机维护保养

制冷系统是磁共振成像设备内部的重要组成部分，一般采用三级联冷系统，即采用将水冷、氦冷及冷头三者相互结合的冷却方式。对磁共振成像设备中的制冷系统进行维护，一是应注意水量的控制，水冷机中的水量供给主要采用循环系统，在水循环过程中必然出现水量下降的情况，维护人员应在水量下降时及时补充蒸馏水；二是保证制冷系统中整洁的环境，避免异物进入，定期清理；三是提高传感器工作环境的稳定性，传感器设备容易受到环境腐蚀，而磁共振成像设备中的制冷系统需要传感器设备的支持，因此必须提高传感器工作环境的稳定性。当制冷系统出现故障时，首先应该观察循环系统中的水量是否处于合理位置，及时补充水量；其次及时清洁制冷系统中的异物，并检查传感器是否失灵，采取针对性的维修措施。

（五）液氦水平检查

磁共振成像设备尤其要注意定期检查液氦水平，重视磁共振成像系统的安全，维持低温环境非常重要。通常液氦水平要求不低于 60%，10K 的冷头的超导系统要每 3～4 个月补充 1 次液氦；4K 冷头的超导系统在确保水冷机、氦压机正常工作，且不停电的情况下，几乎不消耗液氦；水冷机的良好维护是确保制冷系统良好工作的基础。

当在磁共振成像设备的制冷系统中加入一定的液氦后，短时间内会出现成像的质量较差、画面模糊不清晰等现象，但经过2天左右，设备会恢复正常的成像效果。出现这一现象的主要原因是液氦加入系统中时影响了被动屏蔽的磁体等部件的导电能力，所以设备成像的效果与正常的效果质量存在偏差。因此，在给设备添加液氦时，选择合理的时间，即在设备负荷较低、工作量较少的时间添加，从而缩短这种现象存在的时间。在添加液氦的过程中，还要注重挥发管的状态。

（六）扫描床维护

在磁共振成像设备日常使用中要注意扫描床的运行状态，包括扫描床移动、升降或与磁体连接时是否有东西阻碍，运行是否流畅，定位是否准确。对活动部位定期进行清理，查看有无异物存留，及时给扫描床升降装置加油。

（七）配套计算机系统维护保养

随着计算机技术的不断发展，很多影像设备都附带了计算机用以处理和保存图像及诊断数据。因此，相关的计算机设备要禁止使用外来软件，平时做好操作软件的备份，装配杀毒软件，严格指定专人操作。使用前要检查网络连通性，确保网络通信及同影像存储与传输系统（PACS）的连接，方便图像的传输。

三、从业人员素质提升

（一）设备使用科室人员职责

1. 具备上岗证

磁共振成像设备是高科技产物，其内部结构复杂，技术含量高，对操作人员的专业技术也提出了一定要求。在使用磁共振成像设备之前，要确保操作人员具有专业性，经受过相关培训，有磁共振成像设备上岗证。

2. 掌握设备基本维护及参数相关知识

操作人员应熟练掌握设备操作规程及零件构造，这样才能保证在使用时减少失误，或在出现失误时能够及时地对其进行简单的维护处理，能定期检查操作间、设备间及扫描间的环境、温湿度的变化，检查设备地线、冷却水、液氦水平、磁体温度、磁体内压力和梯度冷却机温度等，还要定期检查机器通风孔的空气过滤网是否堵塞，保证机器散热良好。

同时，操作人员还应熟练掌握设备原理、各种参数的意义及调整各种参数所带来的各种可能的改变，避免盲目操作，对不同患者需要经常改动的参数要做到合理使用，提高工作效率及检查结果的准确性。

3. 做好检查前工作

磁共振成像设备操作人员应在检查前认真审核医师申请单，了解患者情况及检查目的，询问患者有无心脑血管手术病史，有无金属物质的夹带，有无手机、手表、信用卡等，以免造成患者的健康及财产的不必要损失。应注意：①执行正确的开关机操作，严格按照操作规程，确保设备顺序启动和关闭；②发现异常的响声和气味应迅速停机检查，绝不能使设备带病工作，以免故障扩大；③建立工作档案、设备履历、故障登记，做好周、月、季、年维护计划和记录。

4. 做好磁场防护

磁共振成像设备操作人员必须时刻注意可磁化物体进入设备 5 高斯线范围可能带来的危害。例如，佩戴心脏起搏器、神经刺激器和使用胰岛素泵者进入 5 高斯线以内仪器失灵，体内有可磁化金属植入者进入强磁场会使其金属受到磁力作用而引发事故，机械手表接近强磁场会被磁化而不准确甚至损坏，磁卡接近强磁场会被消磁而不能用，钢铁材质的担架或轮椅过于接近磁共振的磁体会被吸附到磁体上而造成损失，抢救设备误入扫描孔内可能会导致机毁人亡，大型铁磁性物体接近磁体会被磁化成磁体，而其磁场反过来影响磁共振磁场的正常分布。

因此，要在明显地方悬挂醒目的注意磁场安全标志，进入扫描间的受检者和陪检者要认真地检查随身携带物品。在患者进行检查之前就要遵循相关的要求，保证患者身上不能戴有手表、项链、戒指等，带有心脏起搏器或体内有金属植入的患者不宜检查。幼儿或幽闭恐惧症者可以注射适量的镇静剂，确保患者能够配合检查。

（二）维护人员职责

磁共振成像设备维护人员必须更专业地做好设备的维护保养工作，检查设备各项功能是否完好，机械装置是否灵活，电缆连接电路是否完好，直流输出电压是否符合要求；定期检查记录液氦面、冷头和冷水机运行状况，液氦面低于 55%～60%时加氦，定期补充循环水；定期检查校准射频管工作特性曲线，确保射频管工作在最佳状态；定期按照设备说明书测试调整或更换冷头、吸附器等耗损部件；执行 QA 和 QC 程序并记录结果。

第十一章 通用设备

有些医疗设备属于各临床科室常用和必备的设备，如输液泵、微量注射泵、镇痛泵、负压吸引系统、病床及治疗车等。

第一节 输液泵

静脉输液是护理专业的一项常用给药治疗方式。常规临床输液普遍采用挂瓶输液，依靠手动夹子来控制滴液速度，不易精确控制输液速度。另外，普通输液器对输液完毕和输液过程中偶然出现的故障，如气泡、阻塞等都不能自动报警，需要患者或看护人员及时发现并告知医护人员进行处理，以避免血液倒流或其他后果。这种方法简便易行，对于普通患者是一个较好的方法，但是对于一些需要药量控制精度比较高的患者这种方法就不太适宜。临床上应根据药物和患者情况不同配以适当的输液速度，输液过快可能会导致中毒，严重时会导致水肿和心力衰竭；输液过慢则可能发生药量不够或无谓地延长输液时间，使治疗受影响并给患者和护理工作增加不必要的负担。输液泵能精确控制输送药液的流速和流量，并能对输液过程中出现的异常情况进行报警，同时及时自动切断输液通路。输液泵的应用有助于输液的安全性、准确性和护理水平的提高。

输液泵系统主要由微机系统、泵装置、检测装置、报警装置和输入及显示装置组成。输液泵采用微机系统对整个工作系统进行智能控制和管理，并对检测信号进行处理。

医用输液泵需要精确控制液体的流量和流速，广泛使用蠕动泵方式。蠕动泵分为以下两种类型。

（1）指状蠕动泵。又称线性蠕动泵，它体积小、重量轻、定量准确、使用方便、输液管安装方便。这种泵体由凸轮轴和凸轮组成，凸轮轴上有多个不同角度的凸轮，凸轮的运动规律相差一定的角度，每个凸轮与一个滑块相连，滑块外形类似“手指”，故称指状蠕动泵。工作时，由步进电机带动凸轮轴转动，使滑块按照一定顺序和运动规律上下往复运动，像波浪一样依次挤压静脉输液管，使输液管中的液体以一定的速度定向流动。泵的线性度与滑块的数量有关，滑块的数量越多，线性度越好，脉动也明显减少，滑块的数量一般为8～12块。

（2）盘状蠕动泵。其外周面为圆弧形的泵壳，泵体中心有一转轮，转轮的边缘呈轴对称分布安装着一定数量的可转动的挤压轮，将输液管置于挤压轮和圆弧形泵壳之间。工作时，步进电机带动中心转轮转动，中心轮又带动其周围的挤压轮转动，由于挤压轮可以自转，在不断挤压输液管时产生的是滚动摩擦，可以使液体轻松地向一定的方向流动。此种输液泵挤压轮与泵壳之间的距离一般可以调节，以适应输液管路直径的需求，调整后为固定值。其输液量取决于中心轮的转速。盘状蠕动泵在血透机的血泵系统和检验设备中应用较多，用于静脉输液较为少见。

输液泵有多种检测装置，用于保证输液安全，如使用红外线传感器检测液体流速和流量，压力传感器可以检测到液体堵塞或漏液。超声波传感器由超声发射端和接收端组成，当管路中有气泡时，接收端信号将发生变化。这些传感器感应的信号经过放大处理后，送入微机系统进行信号处理，并得出控制指令，然后进行相应的控制操作。

输液泵报警与自控装置：传感器感应到的信号经微机处理后，得出报警控制信号，再由报警装置响应，引起人们的注意。报警装置主要有光电报警和声音报警等。报警系统除了有提示医护人员及时处理的功能，还有自动应急处理功能，如一旦发生气泡报警，设备会自动停止输液。输液泵报警系统一般有 6 种符号闪亮，每种闪亮都有对应的故障提示，以便操作人员有针对性地排除故障。

输入及显示装置：输入部分负责设定输液的各参数，如输液量和输液速度等。显示部分负责显示各参数和当前的工作状态等，多采用 LED 数码管显示和 LCE 液晶显示。

输液泵工作原理和结构虽然简单，但是其制造工艺要求十分高，目前进口输液泵仍然占据主要的医疗市场，其中输液管与输液泵匹配的问题值得关注。为了争夺输液泵医疗市场，多数厂家都会承诺可以通用各种品牌的输液器，实际上输液器的管路规格质量对输液量的准确性有较大的影响。理想的输液器管路除了挤压部分，其他部分应保持原有状态，挤压后变形严重或管路薄厚差别较大都会造成输液量的误差，因此在配置输液泵时尽量选择配套输液器。

输液泵可广泛应用于内科、外科、儿科、心血管科、急诊科和手术室，尤其适用于 ICU 和 CCU 的输液治疗。

第二节　微量注射泵

微量注射泵具有用药准确、调节迅速、使用方便和安全等优点，临床上多用于输入血管活性药物或治疗心律失常的药物，以便精确控制用药，并能最大限度地减少液体的注入，非常适合应用于心脏病患者，尤其在抢救危重患者的治疗中起到重要作用，因此微量注射泵广泛应用在 ICU、CCU 和手术室中。

微量注射泵（见图 11-1）主要由推进系统和控制系统组成。注射泵推进系统主要由步进电机及其驱动器、丝杆和支架等构成。丝杆可以在电机的驱动下做往复运动，因此称为丝杆泵。工作时，先将盛放药液的注射器放置在泵槽内，注射器的活塞手柄与丝杆顶端对接。当单片机系统发出控制脉冲指令时，步进电机旋转，通过丝杆与螺母的组合，实现把步进电机的转动变成了丝杆的直线位移。丝杆顶端推动注射器的活塞手柄进行注射输液，实现高精度、平稳无脉动的液体注射。注射泵控制系统由数字电源键、启动键、停止键、功能选择键、静音键、总量查询键、快进键和状态检测系统及LCD液晶块或LED数码管等组成。操作人员可以通过这些键盘操作，进行注射速度的设定与注射输液操控。注射泵启动后，CPU借助于D/A转换提供电机驱动电压。电机旋转检测电路为一组光电耦合电路，通过电机的旋转产生脉冲信号，这一脉冲信号反馈到CPU，CPU根据这一反馈控制电机电压，以便获得设定的转速。通过设定螺杆的旋转速度，就可调整其对注射器活塞的推进速度，从而调整所给的药物剂量。

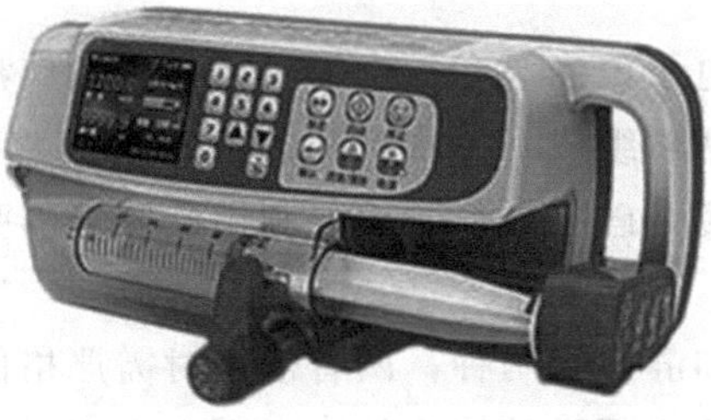

图 11-1 微量注射泵

有些微量注射泵上设有3个红色的报警键：

NEARLY EMPTY：报警提示注射器内还余1～2mL药液，即将用完，如果持续用药正好为补药时间，此时报警，不要按STOP键，按消音键即可。

EMPTY：报警提示药液完全用完，应按STOP键。

OCCLUSION：报警提示管道受阻，要及时查明原因，如针头阻塞、管道阻塞、针头脱出血管外、受压反折、三通开关放置错误、一路静脉使用多路微泵等，还有提示注射泵本身故障的作用。

微量注射泵有单通道和多通道类型，其中最常用的是单通道和双通道。有时在抢救危重患者时需要多个微量注射泵同时给药，因此需要把多个注射泵放置在一个输液架上，也就是俗称的“泵树”。

微量注射泵除了本身的功能外，还要与注射器配合使用，因此注射泵需具有自动识别注射器的功能，可以适用多种注射器。微量注射泵一般内置充电电池，当交流电断离时微量泵自动启用内电源，当LOWBATT报警时，红灯亮起，提示内电源用完。

微量注射泵是通过步进电机带动丝杆运动完成注射程序，受外界干扰因素较少，设备易处于稳定工作状态。目前国产微量注射泵质量可靠，并在临床实践中得到了广泛的认可。

第三节　镇痛泵

近年来，镇痛泵得到了更加广泛的应用。长期以来人们认为术后疼痛是自然现象。疼痛等不良刺激可以引起机体一系列的病理生理变化，如疼痛会使心率加快、呼吸急促、血压上升、烦躁不安、忧郁等。以往患者对于手术后的痛苦只能忍受或吃一些镇痛药镇痛。镇痛泵的应用克服了一般口服镇痛药和肌内注射镇痛药维持时间短、疗效不佳、有不良反应等缺点，主要用于手术后镇痛、无痛分娩、恶性肿瘤镇痛等。镇痛泵可以有效地缓解和控制疼痛，深受患者欢迎。

镇痛泵分为电脑控制的电子镇痛泵和一次性机械简单的镇痛泵。电子镇痛泵由药泵、自动控制装置、输液管及单向活瓣组成。一次性机械简单的镇痛泵由外壳、储液囊、过滤器、三通阀和输液管组成。储液囊由硅胶材料制成，利用硅胶囊的弹性回缩力驱使镇痛液进入人体，以达到镇痛的目的。

镇痛泵可分成硬膜外泵和静脉泵两种，两者使用时需严格区分，不能把硬膜外泵接到静脉输液端，也不能把静脉泵接到硬膜外接头处，否则会出现局部麻醉药物的全身麻醉作用或阿片类药物过量引起患者呼吸抑制、恶心呕吐等严重并发症。接口接错时容易发生意外，是一种非常危险的错误操作。

镇痛泵一般还设有按压手控开关，当患者感觉疼痛难忍时，可以按动手控开关，此时镇痛泵追加药液 0.5mL，追加药液后镇痛泵则进入不应期程序，在此期间患者按动手控开关不会追加药液，以此达到安全的目的。

尽管镇痛泵可以起到良好的镇痛作用，但是仍然存在着并发症的风险，如镇痛不全、恶心呕吐、嗜睡、尿潴留、皮肤瘙痒、下肢麻木等症状。因此，使用镇痛泵时要格外小心，医师根据治疗需要设定合适的药液剂量，选择镇痛泵的规格；药量由麻醉医师设定，其他人员不要随意改变剂量。护理人员应了解所用镇痛泵的性能和类型，了解患者镇痛的效果。检查镇痛泵的连接情况及泵体、管道有无漏液情况，是否连接妥当。使用镇痛泵一般是自费项目，费用和效果及可能出现的不良反应要向患者或其家属解释清楚，一旦出现并发症，应及时中止使用镇痛泵，并告知医护人员进行相应的处理。

第四节　负压吸引系统

把低于一个大气压的压力称为负压，产生负压的医疗设备称为负压吸引器，负压吸引系统在医疗活动中起到十分重要的作用。

一、医院负压系统

医院负压系统由负压供给中心、管路输送和负压接口终端组成。

负压供给中心内设大型负压泵、真空罐和供电系统。为了确保运行安全，一般为双泵配置，一用一备，如果运行泵出现故障，电路系统可以自动切换到另一台备用泵。根据泵房条件可以安装故障自动报警功能，及时告知管理人员进行维修处理。真空罐主要起到负压缓冲的作用，罐容积越大，缓冲效果越好。负压泵和真空罐的规格要能够满足负压使用终端数量与压力的需求。负压泵运行时噪声较大，应尽量远离病房和做好泵房的隔音防护。负压供给中心通过管路把负压输送到手术室或病房设备带的专用接口上。需要使用负压时，将负压流量计插入接口，调节流量计控制负压的大小和避免将污物吸入负压管道内。

这种管路集中式负压系统的优点是结构简单、使用方便、占地面积小、在病房使用时无噪声等，规模较大的医院一般采用这种负压供给方式。

这种负压供给方式的缺点是移动性不如电动吸引器，前期投入较大，不仅需要配置大容量的负压泵，还需要在建筑房屋和装修时提前布好管道。另外，加强负压系统的管控也是一项重要的工作。氧气系统或正压系统出现漏气有明显的气流声，可以提示维护处理。负压系统接口越多，漏气的概率越高，漏气不仅不易察觉，还可以快速影响整个负压系统。提高真空度不像提高正压压力那么易行，因此平时要经常检查接口密封情况，使用后及时关闭负压系统的接口。

二、电动吸引器

电动吸引器按结构和用途可分为便携式吸引器、普通电动吸引器、电动人工流产吸引器和洗胃型电动吸引器。

（一）便携式吸引器

便携式吸引器采用手动或脚踏产生负压，这种吸引器体积小、重量轻、携带方便、操作简单，无须电源即可使用，因此特别适合偏远无电源地区、农村卫生院、家庭护理、野外急救，以及断电时用于吸痰、吸脓、吸血及其他吸引。由于便携吸引器受人力和体积等因素的限制，无法达到较大负压值，只适合临时急救场合使用。

（二）普通电动吸引器

普通电动吸引器使用电能作为动力源，具有功率大、吸力强、应用范围广、移动性好等特点。即使是具有中心负压系统的医院，也应具备一定数量的普通电动吸引器，以备中心负压系统出现故障时应急使用。普通电动吸引器主要用于抽吸血、水、脓、痰等一般性治疗。临床治疗中不要忽视负压吸引器的重要作用，如一旦痰液堵塞气道，若不能及时使用负压吸引器排痰，有可能使患者窒息，危及生命。真空泵是各种吸引器的重要组成部分，其结构大致相同。真空泵主要有活塞式真空泵和膜片式真空泵。电动吸引器由开关、进气孔、流量调节器、负压孔、真空计、防菌过滤器、引流瓶、溢流阀、负压泵接口、负压探测器接口、电源线、负压探测器连接管、负压泵连接管及顶盖垫圈组成。在使用中应关注流量调节器（也称压力调节阀），以及其在设备中的位置和使用方法。

（三）电动人工流产吸引器

电动人工流产吸引器是一种用于妇科早期妊娠人工流产手术的医疗设备，它通过产生负压吸引子宫内容物，具有操作简便、安全设计、低噪声和大容量等特点，以确保手术的效率和患者的安全。

（四）洗胃型电动吸引器

洗胃型电动吸引器专门用于洗胃，这种吸引器的结构是将真空泵的正压和负压都利用起来。它既有正压指示表，也有负压指示表，用专门的旋钮开关控制正压和负压的切换。此外，它还设有控制正压和负压的调节阀。目前，新型洗胃机为智能控制设备，通过单片机内程序的控制，完成一系列冲洗、吸取工作，方便了医护人员的工作，提高了效率，减少了差错。

第五节　病床

病床是各类型医院中最基本、常用的医疗设备。病床一般由床头、床架、床屉、护栏和一些附件组成。

早期病床的床头和床尾都是由钢管喷漆构成，使用时间久后容易掉漆，不美观。后来出现了不锈钢床头和床尾。由于早年进口病床采用的是ABS床头，价格高，因此给人留下了高档病床的印象，现在已广泛使用ABS床头和床尾。实际上这两类床头各有利弊，ABS床头美观大方，符合一些人审美和使用的要求；但是这种床头、床尾需要和床体连接，整体强度差。ABS床头和床尾在新配置时很美观，但是容易老化，不易彻底清洗，很容易出现老旧的感觉。不锈钢床头和目前使用静电喷塑工艺处理后的床头，结构简单、结实耐用、易于清洗，也是一种不错的选择。床架和床屉有钢制和不锈钢两种类型材质，不锈钢价格高，且不易焊接，因此采用喷塑工艺制成的床体经济实惠，完全可以满足临床需求。

病床有单摇病床、双摇病床（见图11-2）和三摇病床三种类型。最常用的是单摇病床，在床尾安装一个手柄，手柄连接一个丝杠，丝杠头部配有丝杠套，丝杠套连接在床屉前半部分的支架上。顺时针摇动手柄，丝杠转动，带动丝杠套将支架沿轴线运动，使前半部分的床屉头部逐渐翻起，床上的患者从平卧位逐渐变为坐位。双摇病床除了具有单摇床的功能外，另一个摇动手柄的功能是可以使患者腿部的床屉隆起，其运动方式与前半部分不同，是由两块平直状态的床屉逐渐呈A字形变换，以适应患者的屈腿位置。医院习惯上愿意配置双摇病床，实际应用中很少用到驱动下半部分的手柄。三摇病床更为少见，主要应用在ICU等科室。三摇病床除了有双摇病床的功能外，还具有把承载患者的床面升高或降低，以及床面前倾或后倾的功能，这种病床与普通病床在结构上有较大的差别。

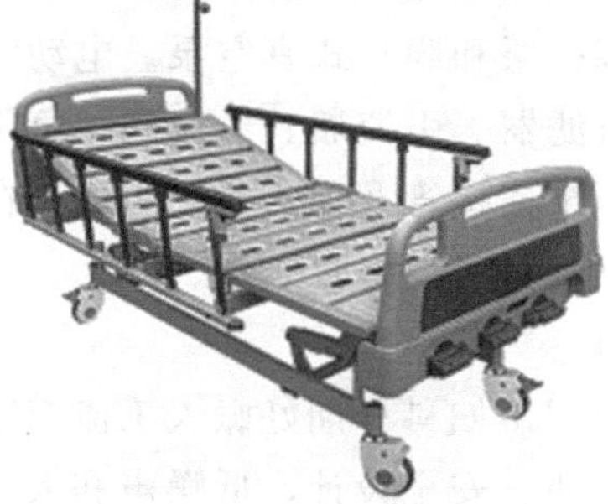

图11-2　双摇病床

现代的病床普遍安装了静音脚轮，优点是运送患者比较方便，尤其是对于行动不便的患者，换床或做一些检查时无须人工将患者抬到平车上，既减轻了护理人员的工作强度，又降低了患者摔伤的风险。其缺点是稳定性差，平时应锁紧脚轮的制动闸，脚轮有问题时应及时维修。

早期病床的护栏采用的是插拔式，使用非常不方便，且不易管理，但牢靠耐用。现代病床普遍采用的是可折叠护栏，使用方便，但是易损，护栏的材质和加工质量应引起关注。护栏上可安装伸缩餐桌，以供患者就餐。

在上述病床功能的基础上发展起来的电动病床，患者可以通过手控开关操作病床的起背运行等，通过电机的转动替代手工操作，给一些患者带来极大的方便。这种自控式的病床不仅可以节省护工、护士和陪护家属的劳动强度，更能使患者停留在感觉最舒适的位置，因此自控电动病床应该成为医院的基本标配。

多功能电动病床具备轮椅、洗脚、防止下滑，以及坐便、接尿等功能。随着社会的发展、人们生活水平的提高，以及自控电机技术的成熟及成本的降低，病床自动化和智能化是一个重要的发展趋势，应该引起社会的高度重视。

床垫是病床的重要组成部分，患者休息的舒适度与床垫的材质及质量有着密切的关系。有一种床垫一面是薄棕垫，另一面是海绵垫，冬季海绵垫朝上，舒服暖和；夏季薄棕垫向上，清爽透气，值得借鉴。床垫面料的材质、床垫的清洗与消毒都是值得探讨的问题。医院不像旅馆、饭店只换床罩即可，由于患者的特殊情况很可能会污染床垫，如何处理值得探讨。

第六节　医用治疗车

医院有各种用于医疗的车辆，如治疗车、病历车、扫床车、平车、转运车等，还有一些根据自我需要，自行设计的多功能车等，其中手术室转运车和急救车中的担架车比较特殊，结构复杂，对质量要求高。

目前使用的这些车辆大部分由不锈钢制成。市场上不锈钢主要为 206 不锈钢和 304 医用不锈钢，医用不锈钢又分为 304、304L、316、316L（其中，“L”代表着含碳量更低，质量更好）。两种钢材的质量和价格相差较大，无论是制造医疗用车还是制造其他医疗设备不要选用 206 不锈钢。

脚轮是医疗用车重要的组成部分，脚轮的直径越大，持重越大，运动越平稳。脚轮的静音效果和平稳度应该是首选要素，否则有些治疗车在推动过程中响动太大，直接影响患者的休息和心情。

参 考 文 献

［1］孙彬元，丁嘉楠，戎如燕．医疗器械管理中的风险管理分析［J］．中国医疗器械信息，2024（18）：158－160，170．

［2］关传洋．医疗器械维修难点与现代化管理分析［J］．中国医疗器械信息，2024（18）：161－163．

［3］孔令强，高帅帅，郇成岩．医疗设备采购的全流程管理信息化建设［J］．中国卫生产业，2024（13）：226－228，232．

［4］黄龙渊．浅谈医疗设备采购管理存在的问题及对策［J］．中国设备工程，2024（11）：65－67．

［5］周永福．医疗设备维修与质量控制的结合与应用措施［J］．中国设备工程，2024（22）：199－201．

［6］梁明霞．医疗设备维修维护及质控措施分析［J］．模具制造，2024（7）：234－236．

［7］薛爱玲．医疗设备维修与质量控制的结合与应用分析［J］．中国医疗器械信息，2024（15）：167－170．

［8］胡付得．探讨医院医疗器械的信息化管理与设备维护［J］．中国设备工程，2024（1）：59－61．

［9］张玉龙．医疗设备的维修与故障诊断分析［J］．中国医疗器械信息，2024（16）：158－160，170．

［10］郑万挺，陈允玉，蔡志敏，等．医疗设备维修工艺［M］．北京：科学出版社，2024．

［11］杜智洋，汪哲民，韦毕勋，等．实用医疗仪器维修技术［M］．天津：天津科学技术出版社，2024．

［12］陆讯，谭瑛，刘凯．现代医院设备管理与维修实践［M］．长春：吉林科学技术出版社，2024．

［13］丁军斋，李东远，赵宏伟．医疗设备故障的维修保养方法［J］．中国医疗器械信息，2023（20）：148－151．

［14］李青，许道芳．医疗设备故障分析及维修保养方法研究［J］．中国医疗器械信息，2024（14）：154－157．

［15］周婷．医疗设备的维护与保养［A］．中国医学装备协会．中国医学装备大会暨2023医学装备展览会会议论文汇编［C］．中国医学装备协会，2023：1．

[16] 钟昇. 医疗设备质量检测管理问题和措施研究 [J]. 中国医疗器械信息，2023 (21)：168—170.

[17] 郭必那. 医院医疗设备检测和安全质量控制对策 [J]. 中国医疗器械信息，2023 (1)：152—155.

[18] 钟晓茹. 现代医疗设备及其维护管理研究 [M]. 北京：中国人口出版社，2023.

[19] 张明臣，钱琳琳，张行坤. 现代高端医疗设备原理与维修 [M]. 天津：天津科学技术出版社，2023.

[20] 刘月亮，谢怡. 医疗设备采购的全流程管理信息化建设 [J]. 医疗装备，2023 (2)：53—55.

[21] 彭国意，童中豪，曾桂阳. 现代医疗设备保障技术学 [M]. 天津：天津科学技术出版社，2023.